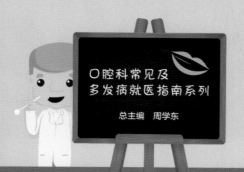

口腔科常见及
多发病就医指南系列

总主编 周学东

拔 牙

就医指南

主 编 胡开进

副主编 薛 洋 赵吉宏 潘 剑

人民卫生出版社

图书在版编目（CIP）数据

拔牙就医指南 / 胡开进主编 . —北京：人民卫生
出版社，2019

ISBN 978-7-117-28444-8

Ⅰ. ①拔… Ⅱ . ①胡… Ⅲ . ①拔牙 – 基本知识 Ⅳ.
①R782.11

中国版本图书馆 CIP 数据核字（2019）第 079312 号

人卫智网	www.ipmph.com	医学教育、学术、考试、健康，购书智慧智能综合服务平台
人卫官网	www.pmph.com	人卫官方资讯发布平台

拔牙就医指南

主　　编：胡开进
出版发行：人民卫生出版社（中继线 010-59780011）
地　　址：北京市朝阳区潘家园南里 19 号
邮　　编：100021
E - mail：pmph @ pmph.com
购书热线：010-59787592　010-59787584　010-65264830
印　　刷：北京铭成印刷有限公司
经　　销：新华书店
开　　本：710×1000　1/16　印张：9
字　　数：128 千字
版　　次：2019 年 6 月第 1 版　2019 年 6 月第 1 版第 1 次印刷
标准书号：ISBN 978-7-117-28444-8
定　　价：59.00 元

打击盗版举报电话：010-59787491　E-mail：WQ @ pmph.com
（凡属印装质量问题请与本社市场营销中心联系退换）

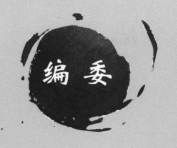

编 委

（以姓氏笔画为序）

丁宇翔　空军军医大学第三附属医院

王恩博　北京大学口腔医院

刘昌奎　西安医学院

李志政　武汉大学口腔医院

杨　驰　上海交通大学医学院附属第九人民医院

何家才　安徽医科大学附属口腔医院

邹多宏　上海交通大学医学院附属第九人民医院

张林林　空军军医大学第三附属医院

郑雪妮　空军军医大学第三附属医院

孟凡文　苏州大学附属口腔医院

赵吉宏　武汉大学口腔医院

胡开进　空军军医大学第三附属医院

侯　锐　空军军医大学第三附属医院

洪咏龙　南方医科大学深圳医院

潘　剑　四川大学华西口腔医院

薛　洋　空军军医大学第三附属医院

主编助理　薛　洋

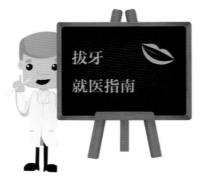

拔牙

就医指南

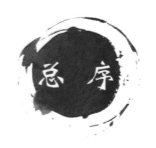

总　序

　　口腔是人体的第一门户，牙是人体最坚硬的器官，承担着咬切、咀嚼、发音、言语、美容、社交等生理功能。人们常说，牙好，胃口好，身体就好。口腔健康是人体健康的重要组成部分。2017 年公布的第四次全国口腔健康流行病学调查结果显示几乎人人都存在口腔问题。口腔常见病主要有龋病、牙髓病、根尖周病、牙周病、唇腭裂、错殆畸形、牙缺损、牙列缺失、口腔黏膜癌前病损、口腔癌等。口腔慢性病如龋病、牙髓病、根尖周病作为牙源性病灶，可以引起全身系统性疾病；而一些全身性疾病，如血液系统疾病、罕见病等也可在口腔出现表征，严重影响人体健康和生活质量。为提高百姓口腔卫生意识、促进全民口腔健康，我们编写了一套口腔科普图书"口腔科常见及多发病就医指南系列"。

　　本套书一共 12 册，细分到口腔各专业科室，针对患者的问题进行详细讲解，分别是《牙体牙髓病就医指南》《牙周病就医指南》《口腔黏膜病就医指南》《唇腭裂就医指南》《口腔颌面部肿瘤就医指南》《颜面整形与美容就医指南》《牙种植就医指南》《口腔正畸就医指南》《儿童牙病就医指南》《镶牙就医指南》《拔牙就医指南》《颞下颌关节与面痛就医指南》。主编分别由四川大学华西口腔医院、北京大学口腔医院、空军军医大学第三附属医院、中山大学附属口腔医院、南京医科大学附属口腔医院、中国医科大学附属口腔医院、广州医科大学附属口腔医院的权威口腔专科专家组成。

本套书以大众为读者对象，以患者为中心讲述口腔疾病的就医流程和注意事项，以症状为导向、以解决问题为目的阐述口腔疾病的防治，以老百姓的用语、接地气的语言将严谨、科学的口腔医学专业知识转化为通俗易懂的口腔常见病、多发病就医知识。具体有以下特点：①主编为权威口腔院校的知名专家、长期在口腔科临床工作的专科医生，具有多年行医的经验体会，他们在医学科普上均颇有建树；②编写时征询了患者对疾病想了解的相关问题和知识，采取一问一答的形式，以患者关心的角度和内容设问，用浅显的、易于理解的方式深入浅出地介绍口腔的基本知识，以及口腔常见病的病因、症状、危害、治疗、预后及预防等内容；③目录和正文内容均以患者就医的顺序，按照就医前、就医时、就医后编写疾病相关内容；④内容通俗易懂，文字生动，图文并茂，适合普通大众、非口腔专科医生阅读和学习；⑤部分图书配有增值服务，通过扫描二维码可观看更多的图片和视频。

编写团队希望读者认识口腔，提高防病意识，做到口腔疾病早预防、早诊治。全民健康从"齿"开始。

总主编　周学东

2019 年 1 月

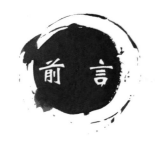

前　言

2017年国家相关部委提出"三减三健"的健康生活方式，即减盐、减油、减糖，健康口腔、健康体重、健康骨骼。倡导多管齐下、健康自律的全民行动。

为响应国家卫生健康委员会的号召，实现健康口腔的目标，人民卫生出版社启动了"口腔科常见及多发病就医指南系列"科普图书的编写工作，《拔牙就医指南》是其中之一。牙齿是口腔的重要组成部分，牙齿健康与口腔健康密切相关，牙齿的保留与拔除是一个专业问题，需慎重决定。本书的出版意在普及该领域的知识，进一步增强全民口腔诊疗意识。

牙拔除术（拔牙）是口腔颌面外科领域最常见、最基本、应用最广泛的治疗性手术，也是口腔科医生必须掌握的一种基本治疗手段。但是，对非医务工作者来说，常存在以下问题：恐惧拔牙、不清楚牙该不该拔、患有全身性疾病不知道能不能拔牙以及在哪里拔牙等。本书撰写的宗旨即为解决这些问题，采用通俗易懂、深入浅出的方式，让老百姓通过阅读本书后清楚地知道自己应该去哪里拔牙、拔牙前应该进行哪些准备、拔牙过程中如何配合医生、拔牙后如何护理，以及知道出现哪些问题是正常现象、哪些是异常现象并应及时复诊。同时，也为广大口腔医务人员提供参考。由于个体差异的存在，可能仍存在不臻和欠缺之处，望各位读者及同行提出宝贵意见，以利于我们今后改进。

衷心感谢各位专家和学者在百忙中参与本书的编写工作。感谢西安建筑科技大学徐子琪为本书绘制了大量的图片，感谢姜涛为本书进行了细致的校对工作。希望本书在传播健康文化、普及健康知识、提高全民健康意识等方面发挥积极的作用。

胡开进

2019 年 4 月

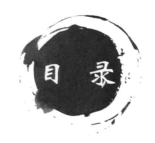

目 录

01 第一章
有关拔牙的基本概念

02 第二章
应该拔除的牙

03

第三章
智齿拔除的相关问题

04

第四章
拔牙前打麻药的相关问题

05

第五章

全身系统性疾病患者拔牙的相关问题

06

第六章
全身系统性疾病患者拔牙应注意的问题

07

第七章

妇女、儿童、老人等特殊人群拔牙时应注意的问题

08

第八章

拔牙前的准备

09

第九章

拔牙过程中应注意的问题

10

第十章
拔牙后应注意的问题

11 第十一章
拔牙创口的愈合及处理

12 第十二章
拔牙后的不适症状及处理

13 第十三章
有关拔牙的其他问题

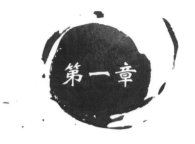

第一章

有关拔牙的基本概念

一、什么是无痛拔牙？

疼痛和恐惧一直都是患者抗拒口腔治疗，尤其是抗拒拔牙的重要原因。这种原因可由生理或心理等因素引起。口腔局部麻醉可以很好地缓解或消除患者的疼痛和恐惧，达到无痛拔牙的效果。完善的口腔局部麻醉技术包括打麻药时的无痛及麻醉后的无痛效果（相关内容详见第四章）。口腔局部麻醉仅仅是阻断患者的痛觉，所以无痛拔牙仅仅是保证患者在拔牙操作时无痛，而患者的温觉、听觉、视觉、触觉仍然存在，所以患者能够感觉到手术的操作过程。对于牙科畏惧症患者，可能对口腔黏膜感受到的拔牙器械的温度、拔牙切割器械工作时产生的噪声、拔牙器械触碰口腔黏膜及牙齿的感觉以及看到各类拔牙器械与针头进入口腔等非痛觉感受依然存在高度恐惧。这种情况下，可使用镇静技术下的舒适拔牙技术。

二、什么是微创拔牙?

传统的拔牙技术（图1-1）最显著的特点是需要采用骨凿去骨、锤子敲击增隙、劈冠器劈冠等，这些操作方式易引起局部感染、牙折、患牙被推挤移位，甚至颞下颌关节损伤或颌骨骨折等并发症，同时也会对患者，尤其是儿童、老年人产生严重的心理影响。随着医药科技和口腔颌面外科学的发展，微创拔牙与传统拔牙方法相比，手术创伤小、术后反应轻、发生术后并发症的可能性大大降低。目前，微创方法和微创器械已广泛应用于临床。微创拔牙使用专有的微创拔牙器械，如微创拔牙钳、微创拔牙挺、各种电动或气动的切割工具等，采用微创的手术技巧，即手术过程中不劈不凿，利用切割工具对患牙进行精确的切割拔除。

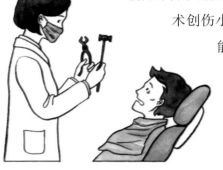

图1-1　传统拔牙

三、什么是舒适拔牙?

以前有过因各种原因导致拔牙痛苦的经历，听到少数有痛苦拔牙经历的人的诉说，以及看到文艺作品中对痛苦拔牙场景的放大和渲染，很多人提起拔牙都会有焦虑、紧张、害怕的心情。这种心情会增加拔牙风险，特别是对患有全身性疾病的拔牙患者，还可能诱发全身性疾病的急性发作而危及生命。舒适拔牙是一种整体化解决口腔焦虑、口腔疼痛的方案，是在无痛及微创拔牙的基础上，通过心理干预、催眠、笑气、口服或静脉用药等方式，为患者营造安全、轻松、舒适的环境，最大程度减轻甚至消除拔牙治疗的不适感、恐惧心理和手术创伤，甚至在听一首歌或看一场电影的时候，就轻松、愉悦地把牙齿拔了（图1-2）。对于儿童、合并有全身性疾病的老人和牙科畏惧症患者而言，舒适拔牙是最佳的选择。患者可以根据自己的情况与医生商议后选择合适的方法。

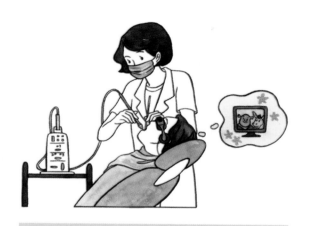

图 1-2　舒适拔牙

四、一次最多能拔几颗牙?

对于一次最多能拔几颗牙，医学上并没有确切的规定。患者可在医生的建议下选择。医生则会根据患者的具体情况提出可行的意见。例如，正畸治疗需拔除牙齿，因患者年龄较小、恢复能力强，可以一次拔除 4 颗牙齿以缩短治疗时间。拔除阻生智齿时，医生根据自己的临床经验、诊室条件、器械装备和技术水平可以选择一次只拔除一颗牙齿或同时拔除同侧两颗牙齿，也可选择 4 颗牙齿一次性拔除。此外，对需要拔除多个残根、残冠镶假牙的老年人，由于其耐受力差，且合并全身系统性疾病，恢复能力差，医生需结合患者情况和自身临床经验合理选择一次拔除一颗或多颗牙齿。因此，具体一次可以拔几颗牙齿，医生会根据患者的年龄、患者全身健康状况、患者心理承受能力（是否很恐惧）、自身临床经验及技术水平、拔牙手术的复杂程度以及拔牙后对患者生活的影响等因素制订合理、安全的拔牙方案。

五、拔牙对旁边的牙有伤害吗?

正常来讲,拔牙不会对旁边的牙齿造成伤害,及时拔除无保留价值的患牙,某种程度上也是对旁边的牙齿和牙槽骨的一种保护。虽然拔牙器械看起来较为"粗犷",但是医生操作的安全性和准确性还是很高的,所以一般不会伤及旁边的牙齿。但是,如果邻牙本身的条件不佳,牙槽骨吸收明显或已出现松动,且患牙与邻牙的位置关系过于紧密,在拔除患牙后由于缺少了邻牙的依靠,也可能会出现邻牙的损伤,主要表现为松动。此外,还有一种邻牙损伤是指当邻牙有深大的龋坏导致边缘过于薄弱、有明显悬突的不良充填体、有边缘过宽的粗糙修复假牙冠存在时,导致邻牙与患牙之间的间隙过窄,在用牙挺挺松患牙、用牙凿增大患牙间隙、用牙钳摇动患牙时,有可能会导致邻牙过薄的边缘折断(图1-3)、不良充填体脱落、不良假牙冠松动等现象,需要对邻牙进行重新治疗,此时医生会提前告知患者。

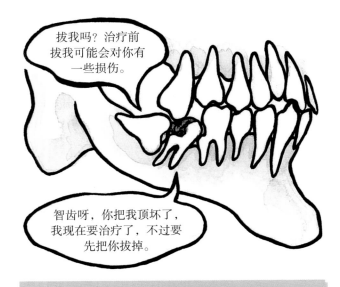

图1-3 拔除智齿可能会造成龋坏的第二磨牙损伤

六、拔牙会被传染疾病吗?

拔牙是一种侵入性、有创性的操作,且会导致少量出血。很多感染性疾病是会通过血液传播的,如艾滋病、乙肝、梅毒等。一般来讲,在正规医疗单位拔牙是不会被传染疾病的。拔牙所需物品分为不耐受高温消毒灭菌器材和可耐受高温消毒灭菌器材。前者一般选用一次性器材,即每位患者均使用一套新的未拆封的器材,而后者是经过严格高温消毒灭菌的。可耐受高温消毒灭菌的器材在打开后均须重新灭菌,达到无菌要求后才可再次使用,严禁拔牙物品交叉使用。而一些非正规机构,如黑诊所等,往往卫生环境差、器械消毒不严格,为节约成本循环使用未经严格消毒的器械,有传染疾病的风险。因此,医生建议选择正规医疗单位就诊。

七、拔牙需要多少钱?

拔牙是口腔科最常见的治疗技术,拔牙的费用受到很多因素影响。首先,牙拔除的难易程度不同,费用也不同。拔牙术分为乳牙拔除术、松动牙拔除术、前牙拔除术、磨牙拔除术、复杂牙拔除术、阻生牙拔除术等。乳牙、前牙比较便宜,后牙就稍微贵点,完全埋伏阻生智齿拔除就更贵一点。其次,传统拔牙技术与微创无痛拔牙技术相比,因技术含量及使用的器材、设备不同,费用也不同。如果拔牙后进行同期植骨等特殊手术,需要使用骨膜、骨粉、可吸收缝合线等特殊材料,材料价格可从几十元到几千元不等(图 1-4)。再次,拔牙的价格也与不同地区的经济水平及患者选择的治疗单位密切相关。建议去正规医疗单位就诊,其医疗服务价格是由相应的卫生监督部门制定,物价部门及社保部门监督的。具体的拔牙费用可以向接诊医生咨询。

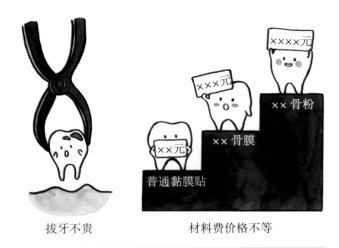

拔牙不贵　　　　材料费价格不等

图 1-4　拔牙费用

八、拔牙需要住院吗?

一般情况下，拔牙是不需要住院的，但对一些不能配合门诊手术、拔牙风险特别高、拔牙难度特别大的患者，或因医疗技术水平及医疗器械的限制，医生在考虑和综合各方面因素后，才会建议患者住院拔牙（图 1-5）。

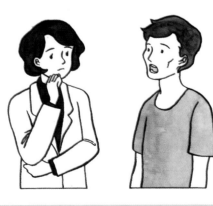

还是住院拔牙吧。

拔牙风险大
拔牙难度大
器械达不到要求
……

图 1-5　拔牙要住院的情况

九、拔牙应在哪个科挂号?

在口腔专科医院拔牙,可在口腔颌面外科或口腔外科挂号;在大型综合医院拔牙,可在口腔外科挂号;在一般综合医院拔牙,可在口腔科挂号;在口腔诊所拔牙,常规挂号即可(图1-6)。患者可根据自身情况合理选择就诊医院,如需拔除一些难度大、风险高的患牙,或自身伴有一些基础疾病,建议去较大的口腔专科医院或大型综合医院拔除。因为拔牙存在一定风险,正规医院有严格的安全保障、急救措施及专业的拔牙医生,可避免拔牙并发症的发生,万一发生意外,也方便及时施救。

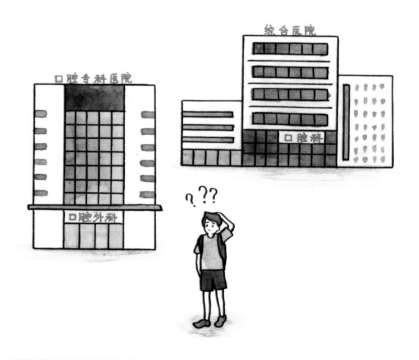

图1-6　拔牙挂号

（洪咏龙　胡开进）

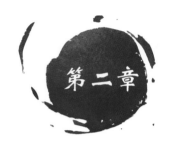

第二章

应该拔除的牙

一、牙疼需要拔牙吗？

俗话说："牙疼不是病，疼起来真要命。"很多人牙疼，第一反应就是拔掉。其实，牙疼的原因分很多种，比如"虫牙"（龋齿）、"火牙"或"上火"（牙周病）、智齿发炎等。并不是所有疼痛的牙都需要拔除，很多情况的牙疼经过专业医生的治疗是完全可以消除的。只有经过专业医生检查，确实无法通过治疗保留的疼痛牙，才可考虑拔除。

二、虫牙需要拔除吗？

我们经常能见到牙齿黑洞，俗称"虫牙"或"蛀牙"，专业名称为龋齿。发现龋齿后，如果不处理牙洞会越来越大（图2-1），坏到神经会引起疼痛、牙根发炎等。在这个过程中均可通过及时的治疗阻断龋坏的发展。即使仅剩余牙根，医生也会利用残根来打桩做冠进行修复。当龋坏非常严重，发

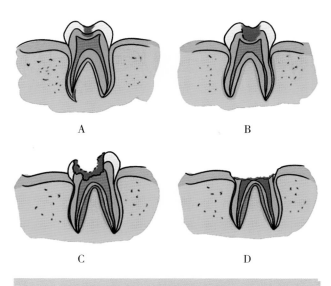

图 2-1　不同程度的龋坏
A.浅龋　B.中龋　C.深龋　D.严重龋坏需要拔除

展到以下几种情况时，医生结合 X 线检查结果及临床表现可能会考虑拔除：患牙大面积龋坏，无法修补，失去保留价值；患牙已龋坏至牙根，特别是已龋坏至牙龈以下，治疗效果不好；患牙牙根炎症反复发作，治疗无效。但是，对于一些年龄大、身体情况差的老年人，如果牙根周围无明显炎症，且牙槽骨状况良好，可通过根管治疗后保留牙根，行覆盖义齿修复。

三、牙齿松动需要拔牙吗？

牙齿经常因为上火引起松动，如不治疗，牙齿会越来越松（图 2-2），主要临床表现为咀嚼无力、咀嚼疼痛以及塞牙等。绝大多数松动牙经过治疗均可保留，如：由上火或牙龈萎缩（专业名称为牙周炎）引起的牙齿松动，可通过洗牙（专业名称为牙周基础治疗）、手术（如牙周翻瓣术）、松牙固定处理即可；女性孕期引起的牙齿轻度松动，通过口腔卫生维护，待分娩后即可好转；牙周或牙根化脓（专业名称为牙周炎或根尖周炎急性发作）时引起的

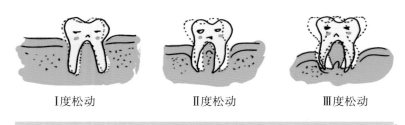

Ⅰ度松动　　　　　　　Ⅱ度松动　　　　　　　Ⅲ度松动

图 2-2　不同程度的松动牙

牙齿松动，待急性炎症控制后即可好转。若经常规治疗，牙齿仍然松动明显或根尖牙槽骨已严重吸收无法恢复时最好拔除。

四、滞留乳牙需要拔除吗？

滞留乳牙是指儿童换牙时该换掉的乳牙没有脱落，相应的恒牙（成年人使用的牙齿）已萌出或即将萌出（图 2-3）。如替换的恒牙已萌出，无论乳牙是否松动都应拔除。如恒牙未萌出，乳牙松动但不影响正常使用可暂不拔除。如成人乳牙滞留，需拍片检查是否有恒牙未萌出，若有则可通过正畸牵引恒牙萌出；若没有恒牙，乳牙不松动则可不拔，松动且影响正常使用则应拔除后修复。

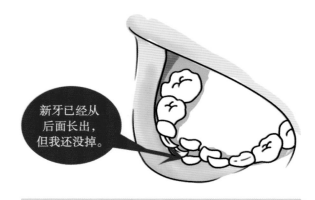

新牙已经从后面长出，但我还没掉。

图 2-3　乳牙滞留

五、未在正常位置萌出的牙需要拔除吗？

如果萌出的牙齿不在正常位置，而是位于正常牙弓之外，就是错位牙或弓外牙（图 2-4）。最常见的是尖牙，俗称"虎牙"或"犬牙"。如错位牙无任何症状也未对周围组织造成任何病变者，可暂不拔除。如错位牙影响美观、发生食物嵌塞、因不易清洁可能引起龋病等情况下，应该拔除。尖牙或对面型影响较大的错位牙（拔除后口角处会凹陷，面容会显老）可通过牙齿矫正让其回归正常位置。特别拥挤，矫治效果不好时，应在口腔正畸科医生的治疗方案指导下拔除。

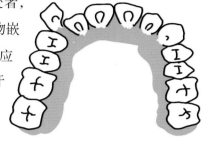

图 2-4 错位牙

六、多长的牙需要拔除吗？

人的正常牙齿数量为乳牙 20 颗，恒牙 28~32 颗，多于此数量的牙称为额外牙（图 2-5）。额外牙可分为萌出和不萌出两种。已萌出、位于牙弓之外的额外牙，由于易导致食物嵌塞，最好拔除。已萌出、位于牙弓内的额外牙，若不影响美观，也可保留；若影响美观或导致牙列不齐，可以拔除。未萌出的额外牙，若本身无任何症状和病变，且对周围组织无任何影响，可保留观察；若本身已有病变或可能对周围的牙或组织造成不良影响，最好拔除；若影响正畸治疗时，也应拔除。

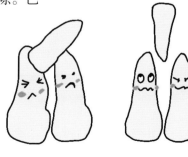

图 2-5 额外牙

七、折裂的牙需要拔除吗？

牙齿可因咬硬物而导致折裂（图 2-6）。折裂牙表现为松动、牙冠缺损或根尖折裂，咀嚼时出现疼痛。折裂牙是否需要拔除，需根据患牙折裂的具体临床表现、X 线检查结果等因素综合决定。若牙齿仅出现松动，可通过松牙固定术治疗；若牙冠缺损，可通过根管治疗进行修复；若牙根折裂，可通过适当的治疗保留牙齿，但若是牙根纵折或从牙冠裂至牙根，通常治疗效果不佳，最好拔除。此外，所有经治疗后效果不佳的折裂牙，均可拔除。

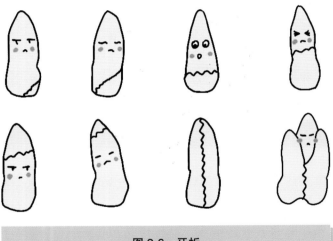

图 2-6　牙折

八、外伤牙需要拔除吗？

牙齿受到外伤后会发生多种情况，如松动、伸长、牙冠缺损、牙齿向牙窝内嵌入或脱落。这些牙齿经适当治疗（如复位后固定）后均可保留。若患牙从牙冠折裂至牙根时，可将牙根向冠方牵引后行修复治疗。若折裂位置超过根长的一半时，因治疗效果不好，最好拔除。此外，若患牙经治疗后效果不佳（如松动明显、牙槽骨吸收严重、反复根尖炎症），则可拔除。

九、颌骨骨折累及的牙需要拔除吗？

颌骨骨折后，如骨折线伤及牙齿，若患牙能有效帮助骨折复位固定，防止骨折片再移位，恢复正常咬合关系，则应保留。若患牙存在牙周病、感染、牙齿受损严重或妨碍咬合关系和功能恢复时，最好拔除。若保留在骨折线上的牙齿治疗后仍然出现感染时，则应拔除。

十、颌骨肿瘤累及的牙需要拔除吗？

颌骨肿瘤累及牙齿时，应根据 X 线检查结果及医生的临床经验综合判断肿瘤性质。如为恶性肿瘤，不应拔除，以避免扩散。如为良性肿瘤，应将牙齿与肿瘤一同切除。如分辨不清，应待病理检查确诊后，再行处理。如临床及 X 线诊断为良性肿瘤，或术前未发现肿瘤但拔牙后发现患牙周围为恶性肿瘤时，应立即转口腔颌面外科进行处理。

十一、矫正牙齿一定要拔牙吗？

牙齿不整齐，不仅会影响美观，而且不易清洁，会引起龋病。随着生活水平的提高，大多数人都会选择正畸治疗（即矫正牙齿）来排齐牙齿。矫正牙齿时是否需要拔牙是由正畸科医生根据面型、牙齿拥挤程度、矫正效果等因素决定的。

十二、未能正常萌出的牙需要拔除吗？

埋伏牙就是各种原因引起的未萌出口腔、埋藏于颌骨内的牙齿，一般不易被发现。大多因为其他原因或引起不适，行 X 线检查时才被发现。若牙齿本身无任何症状或病变，且对周围组织无任何影响时，可保留。若牙齿本身已有病变或可能导致周围组织及牙的病变，则应拔除。若牙齿虽无症状或病变，但周围组织已发生病变，则应将牙齿与周围组织一同去除，必要时送病理科检查。若牙齿影响正畸治疗或种植手术时也应拔除。若牙弓有足够的位置，可通过牵引将埋伏牙齿移到正常位置，使其行使正常功能。

十三、病灶牙需要拔除吗？

病灶牙是指某些牙或残根本身或经治疗后无任何临床症状，但可导致颌周蜂窝织炎、上颌窦炎、骨髓炎、风湿性疾病、肾炎、虹膜睫状体炎等疾病以及不明原因的疼痛。这些牙及牙根最好拔除。此外，如面部恶性肿瘤术后需放疗时，对无症状的残根、残冠，如高度怀疑放疗后可能会出现症状或发炎的，也应预防性拔除，避免放疗后拔牙导致放射性骨髓炎。

十四、不整齐的牙、严重前突的牙或颜色不好看的牙需要拔除吗？

通常情况下，不整齐的牙、严重前突的牙可通过正畸治疗。颜色不好看的牙（如四环素牙、氟斑牙）可通过贴面、烤瓷冠将颜色进行遮盖处理。如严重影响美观、干扰修复治疗设计或修复体就位、某些特殊职业对美观要求高，医生可根据您的具体情况和要求进行选择性拔除。

（刘昌奎）

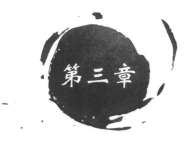

第三章

智齿拔除的相关问题

一、什么是智齿?

　　智齿又叫第三磨牙,是从前往后数的第八颗牙。智齿是人类32颗恒牙中最后长出的牙,位于上、下牙弓左右的最后方(图3-1)。大约80%的人至少有一颗智齿。智齿正常萌出的年龄为18~25岁,但也有人在中年以后萌

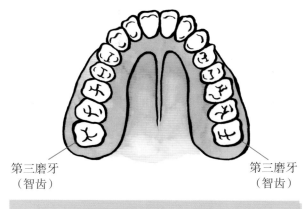

第三磨牙　　　　　　　　　　　　　　　　　　第三磨牙
（智齿）　　　　　　　　　　　　　　　　　　（智齿）

图 3-1　智齿

出，还有人终生埋藏在骨内，长不出来。智齿萌出时正值人的生理、心理发育接近成熟，于是被看作是"智慧到来"的象征，故称它为"智齿"——"智慧之齿"，又称之为"定根牙""尽头牙""立事牙"等。

二、一个人有几颗智齿？

　　智齿是口腔中最晚长出的牙齿，一般智齿是 4 颗，但也有人只长 1 颗、2 颗或 3 颗，还有人终生没有智齿。口腔内看不到智齿不代表没有智齿，可能埋藏在黏膜下或骨内，通过拍摄 X 线片可以明确有无智齿以及智齿阻生情况（图 3-2）。

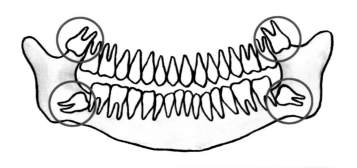

图 3-2　阻生智齿（圆圈示）

三、智齿为什么会被挡着长不出来？

　　人类在进化过程中由于食物越来越精细，颌骨承受的负担相应减少，根据"用进废退"原理，颌骨骨量不断减少，但牙齿的体积并不随之减小，导致骨量相对小于牙量，颌骨缺乏足够的空间容纳最后萌出的智齿，出现智齿被前面的牙齿、骨组织或软组织阻挡着长不出来，称为阻生智齿。

四、智齿需要拔除吗?

并不是所有的智齿都需要拔除。有的智齿本身已有症状或病变,对周围牙、牙龈或骨组织已产生或将产生影响和病变,通常情况下需要拔除。有的智齿本身没有任何症状及病变,对邻近组织也可能无任何影响时,可以保留。但是,对一些应该拔除的智齿,如拔除难度大、拔牙后并发症严重、受医疗场所器械配备的限制、患者年龄较大、患者全身情况较差等情况时,也可以暂不拔除。总之,智齿是否应该拔除,是医生综合考虑各方面因素,并结合自身的经验、临床技术水平等条件,权衡利弊后,仅在利大于弊时才会拔除智齿(图3-3)。

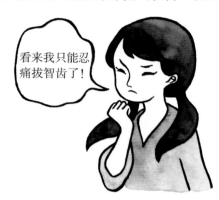

看来我只能忍痛拔智齿了!

图3-3 拔除智齿

五、什么样的智齿最好保留?

对于没有任何症状的智齿,且符合以下任一条件时,最好保留:①智齿在正常位置萌出,并能行使正常功能;②智齿已在正常位置萌出,仅牙齿表面有部分牙龈覆盖,切除牙龈后,智齿的牙冠能完全暴露,并能与对𬌗牙建立咬合关系;③智齿尚未萌出,估计有足够的间隙供智齿正常萌出,同时有正常的咬合关系;④邻牙病变严重需要拔除时,可保留智齿,通过正畸的方法让智齿代替邻牙;⑤完全骨埋伏智齿,无任何症状;⑥虽无对𬌗牙,但智齿正常,可留待其他磨牙缺失后作为自体牙移植的来源;⑦邻牙缺失或需要拔除,如智齿向前倾斜角度不大,可以保留作为镶假牙的支撑。

六、什么样的智齿最好拔除？

对于符合以下任一情况的智齿，最好拔除：①智齿在萌出过程中殆面被软组织覆盖形成盲袋，成为细菌滋生的良好场所，当患者抵抗力降低时，就会引发智齿周围软组织发炎；②由于智齿常导致局部自洁能力下降，致龋细菌就会引起智齿及邻牙龋坏，可拔除龋坏智齿；③智齿错殆畸形或与前方邻牙的邻接关系不良可导致食物嵌塞，可拔除；④智齿向前方倾斜，压迫前方邻牙牙根时会导致其吸收；⑤智齿向前方倾斜，压迫前方牙槽骨时会导致牙槽骨吸收和牙周病的发生；⑥发现智齿周围发生囊性或肿瘤性病变时，应将智齿及其周围的病变组织同时去除，并进行病理学检查；⑦如智齿妨碍正畸治疗或为保证正畸治疗效果时应及时拔除；⑧怀疑智齿可能为颞下颌关节紊乱病的诱因时，可拔除；⑨怀疑智齿引起原因不明的神经痛时，可拔除；⑩智齿妨碍正颌手术时，可拔除；⑪智齿是导致下颌骨骨折的诱因或骨折线上的智齿影响骨折复位时，可拔除；⑫错位的智齿反复咬伤周围的黏膜，导致黏膜发生溃疡、糜烂、异常增生及白斑时，可拔除（图3-4）。

七、30岁以后还会长智齿吗？

智齿的牙根在25岁已基本发育完成，其萌出的动力基本消失，30岁之前没长智齿，以后绝大多数也不会再长。但是，若在30岁之前，智齿完全埋藏在牙龈或牙槽骨内，而30岁之后，由于邻牙的缺失、牙龈退缩及牙槽骨萎缩，使原来埋藏的智齿暴露在口腔中，给人的感觉好像是又长智齿了。

八、智齿不疼就可以不拔吗？

无任何症状的智齿通常情况下可以不拔除。但若在智齿萌出过程中（30

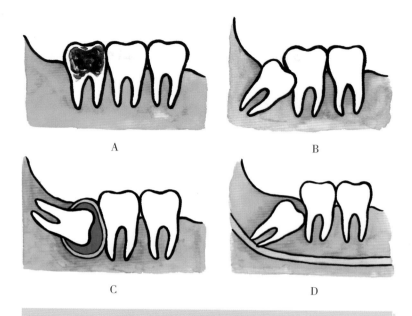

图 3-4　应该拔除的智齿
A.智齿本身大面积龋坏　B.位置不正　C.智齿阻生形成含牙囊肿
D.压迫下颌神经管引起不明原因神经痛

岁以前）已经或有可能造成邻近组织发生病变（如龋坏、牙槽骨吸收、牙根吸收等）时，则应考虑拔除。

九、智齿发炎时可以拔吗？

　　智齿发炎时的表现为疼痛、肿胀，严重时可导致嘴巴张不大。通常情况下，应在炎症消退后再拔除智齿，但若全身状态好、抵抗力强、拔牙难度不大、炎症较轻时，也可拔除。有的智齿发炎后，长期不能痊愈，只有在清除病灶（即拔除智齿）后才能恢复时，也可考虑拔除。急性炎症期拔除智齿，应在围手术期（即拔牙前、中、后）使用足量的抗生素控制感染，医生会根据您的具体情况决定是否可在急性炎症期拔牙。

十、智齿拔除后是否需要镶牙？

不用镶，如果镶牙就是画蛇添足了。

十一、智齿最好在什么年龄拔？

智齿最好在 18~22 岁左右拔除，尽量不要超过 25 岁。因为在这个年龄段拔除智齿阻力小，智齿本身尚未发生严重病变，也很少导致周围组织发生病变。若超过此年龄段，智齿的拔除难度会随着年龄的增长而增加，不仅可能会导致智齿局部组织发生病变、邻牙及邻近骨组织缺损（缺失），而且会增加拔牙时损伤相邻重要结构的风险等许多问题。由于年轻患者能更好地耐受手术，术后恢复速度更快、牙周组织的愈合质量更高、操作相对简单、并发症少，而且也避免了因智齿导致的其他局部病变。因此，在没有拔牙禁忌证的情况下应该拔的智齿建议早期及时拔除。

十二、没有长出来的智齿能拔吗？怎么拔？

没有长出来的智齿一种是完全埋藏于骨内，另一种是已从骨内长出，但未从牙龈内长出，仍被牙龈包裹。用传统的拔牙方法拔除这类牙齿创伤较大，随着医疗技术的发展与医疗器械的改进，现在已经可以使用微创的方法拔除。因此，医生会根据医疗场所器械配备的水平、自身的临床经验、患者的具体情况决定能否拔除。具体拔牙方法需根据情况采取切开、磨牙、缝针等步骤。

十三、拔完智齿脸会变小吗？

"拔智齿瘦脸"的说法由来已久，主要是人们想当然认为智齿长出来后，占据了口腔空间，"撑大"了两颊。实际上，影响脸下半部分宽度的主要因素是下颌骨的形态，如下颌角凸度、下颌骨外斜线突度及颊脂垫容积（图 3-5）。从医学的角度来说，智齿是长在颌骨里的，没有支撑脸部的作用，拔不拔智齿对脸型无明显影响，个别人感觉拔完智齿脸变小了，可能只是一种错觉。有时医生会根据患者的具体情况及要求，拔除智齿的同时大量去除智齿外侧的骨组织，会达到轻微的瘦脸效果，但是拔牙后的肿胀及疼痛可能会比较严重。

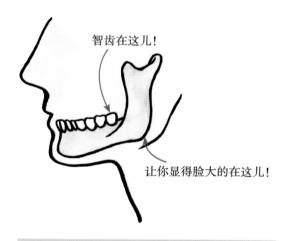

智齿在这儿！

让你显得脸大的在这儿！

图 3-5　拔完智齿脸不会变小

十四、拔除一侧智齿多久后可以拔另一侧？

通常情况下，拔完一侧智齿 1 周后，如无任何不适，即可拔除另一侧智齿。但是，医生也会根据具体情况来调整时间。

（孟凡文）

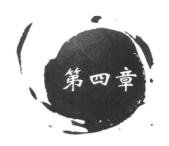

拔牙前打麻药的相关问题

一、拔牙需要打麻药吗？

通常医生在拔牙前会先打麻药，因为只有打了麻药才会在拔牙时没有任何疼痛感。其次，麻药还可减少拔牙过程中的紧张和恐惧心理，使患者更容易与医生配合完成手术。再次，有些麻药中还含有肾上腺素，这种成分可以降低术区渗血，使医生获得更好的手术视野，有利于手术的顺利进行。此外，疼痛、恐惧、紧张等可导致全身性疾病原有症状加重或恶化，甚至影响患者的生命安全，而良好的麻醉效果可以有效降低甚至避免这种情况的发生。

打麻药也有一定风险，如注射时疼痛、晕针、麻药过敏、麻药过量以及其他的局麻并发症。但是，随着麻药注射器械的改良，无痛注射技术的发展，新型、安全、高效的麻药在临床中的广泛应用，医生的局麻技术及局麻理论水平的提高，极大地降低甚至杜绝了打麻药的风险。因此，目前打麻药的利远大于弊。

二、拔乳牙也要打麻药吗？

　　儿童对于疼痛、注射针头等在生理、心理上较成人更加敏感，拔牙前适当麻醉是必须的（图4-1）。儿童在换牙时，乳牙逐渐出现松动，与牙齿周围组织的连接也不紧密，在临床上是一类比较好拔的牙齿。但是，即使是好拔的乳牙，如不用麻药，也会产生不同程度的疼痛。任何牙科治疗产生的疼痛刺激都会对孩子心理产生不良影响，易引起孩子产生牙科畏惧症，导致其恐惧、逃避甚至拒绝牙科治疗。因此，在拔牙前医生会根据乳牙是否松动以及松动的程度，选择适当的方式进行麻醉。对于非常松动的乳牙，可以在松动牙齿周围涂抹麻药进行麻醉，既不用打针，也可在无痛的情况下将乳牙拔除。对于松动度低的乳牙，可以先在注射区涂抹麻药后再进行注射麻醉，从而极大地减轻或消除打麻药过程中的疼痛感。

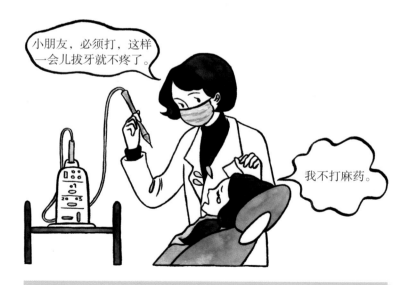

图 4-1　拔乳牙打麻药

三、麻药打在哪里？

打麻药的目的是暂时麻痹与疼痛有关的神经，它是由神经干分出的末梢神经。神经干就像树干一样，比较粗壮，位于牙齿后方比较深在的部位，支配牙齿较多，范围较广。末梢神经由神经干发出，像树枝一般，比较细小，包绕在牙齿周围。因此，临床上打麻药有两种方式，一种是直接打在神经干周围，称为神经阻滞麻醉，可以麻醉由神经干分出的所有神经分支，麻醉范围较广，一次注射可麻醉多颗牙齿。这种麻醉效果较好，麻药用量也较少，但因神经干位置较深，周围常伴随血管等重要结构，因此对医生的麻醉技术要求比较高。同时，这种麻醉方式产生的并发症也相对较多，一般用于多颗牙同时拔除或难度较大、耗时长的拔牙手术。另一种麻醉方式是打在末梢神经周围，也就是将麻药打在被拔除牙齿的周围，这种麻醉称为局部浸润麻醉，其麻醉注射位置较浅、起效快、麻醉范围小、安全性较高、并发症较少。以上两种麻醉方式注射位置不同，神经干的注射位置在牙齿后方，末梢神经注射位置在牙齿两侧。二者各有所长，医生会根据患者病情及全身状况进行选择，采用其中一种或二者联合应用，以达到最佳的麻醉效果。

四、打麻药会疼吗？

用针注射麻药时会产生轻度的疼痛，主要是因为针头穿透软组织瞬间引起的刺痛，以及麻药注射过程中产生的胀痛。这种程度的疼痛通常可以耐受，但对于老人、儿童、患有全身性疾病、对疼痛敏感或对针头极度恐惧的患者来说，这种疼痛超出了其承受范围，此时可选择在注射区域涂抹麻药，采用无痛注射或镇静麻醉等方式，以达到注射时完全无痛及消除患者紧张、恐惧的效果。

五、麻药多长时间起效？

通常情况下，神经阻滞麻醉比局部浸润麻醉起效晚，起效时间一般为2~5分钟，少数情况起效时间可能长达10分钟。这是因为麻药种类、注射方式、注射技术、患者对麻药敏感程度的不同，导致起效时间不同。神经阻滞麻醉起效范围广，麻药起效后通常表现为注射侧上唇或下唇及面下部麻木、肿胀。局部浸润麻醉仅表现为拔牙区黏膜和牙齿麻木、肿胀。由于麻药仅阻断患者的痛觉，其他感觉仍然存在，所以能感知医生的操作。医生通常会对拔牙区的痛觉进行检查，判断是否达到了拔牙的麻醉效果。若超过麻药起效时间仍未感觉麻木或麻醉效果不佳，医生会根据具体情况决定是否追加麻药或采用其他麻醉方法。

六、麻药效果多长时间消退？

由于麻药种类、麻醉方式、患者对麻药耐受力的不同，麻药的维持时间也不同。一般麻醉效果完全消退的时间大约为1.5~2小时，通常神经阻滞麻醉的时间比局部浸润麻醉长（图4-2）。麻药消退表现为麻木感消退，拔牙

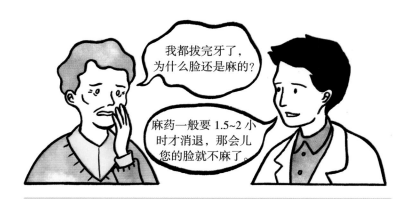

图4-2　麻药效果消退时间

部位轻微疼痛。若在拔牙 2 小时后，特别是术后第二天口腔麻木感仍然存在，应及时与医生联系获得相应处理。

七、为什么有时候拔一颗牙要打多针麻药？

神经阻滞麻醉仅仅是对一个神经干进行麻醉，虽然这个神经干可以支配多个牙齿，但在拔除有些复杂牙的时候，需要切开牙龈软组织，去除部分骨组织，而牙龈组织、骨组织及牙齿可能由不同的神经干支配，所以要打多针麻药。对一般性牙齿进行局部浸润麻醉时，因末梢神经包绕在牙齿周围，因此至少需要在牙齿两侧打麻药才能保证无痛。对于一些复杂牙齿，有时会联合实施神经阻滞麻醉和局部浸润麻醉。此外，当牙齿周围有炎症时，神经阻滞麻醉或局部浸润麻醉往往达不到良好的麻醉效果。这种情况还需要在炎症区域，即龈沟内进行麻醉，也就是牙周膜麻醉。因此，对于以上情况均需要多点注射麻醉才能保证整个手术无痛。

八、打麻药会过敏吗？

药物引起的过敏反应，通常分为两种。一种是普通过敏，通常发生在用药后数小时或用药后第二天，常见的症状是局部皮肤黏膜水肿、皮疹、荨麻疹、药疹、皮肤瘙痒、哮喘和皮肤黏膜的紫红色斑块，大多可以自行消退，无需特殊处理。另一种是用药后很快出现过敏反应，症状比较严重，除可导致严重的皮肤表现外，还可引起血压下降、惊厥、昏迷，甚至呼吸道梗阻，严重者可危及生命。

目前常用的麻药分为两类，一类为酯类麻药（如普鲁卡因），另一类为酰胺类麻药（如利多卡因、阿替卡因、甲哌卡因）。酯类麻药有可能会引起过敏反应，极少引起过敏性休克。酰胺类麻药引起过敏反应非常罕见，目前还没有真正确切的导致过敏性休克的临床报道。但是，麻药中还含有稳定剂、防腐剂等成分，这些成分偶尔也会引起过敏甚至是严重过敏反应。

目前临床上大多采用酰胺类麻药，安全性高，通常不会出现严重过敏反应。对于曾发生药物过敏或高度敏感的过敏性体质患者，最好到口腔专科医院就诊。麻醉前应告知医生，并将既往过敏的详细情况，如对什么东西过敏、过敏时的表现、过敏时如何处理告诉医生，由医生来判断是否需要经过处理后再打麻药。

九、打麻药过多会中毒吗？

药物中毒也叫药物过量，是指使用了超过正常剂量的药物或短期内血液中药物浓度突然升高。由于拔牙注射的麻药剂量较少，很少发生麻药过量或中毒现象。但是，对麻药高度敏感的患者或在很短时间内将正常剂量的麻药注入血管，以及麻药注射区域因炎症导致局部充血而使麻药快速吸收入血，即使是正常剂量，也可导致患者发生中毒反应。

轻度中毒表现为口周发麻、紧张、精神兴奋、心跳加速、头晕、颤抖等。严重中毒表现为血压下降、意识模糊甚至丧失、呼吸困难、抽搐，甚至危及生命。出现轻度中毒症状时应及时告知医生。轻度中毒时，应暂停注射麻药，待麻药代谢后症状即可消失，重度中毒时应及时处理。

十、打麻药对身体健康有影响吗？

目前拔牙使用最多的局部麻药有利多卡因、阿替卡因、甲哌卡因等，这些麻药在临床已经使用40~80年，长期大量的临床观察和基础研究表明，这些局部麻药具有良好的生物安全性。局部麻药注射到人体后，会逐渐被人体吸收，在肾脏或肝脏被分解代谢，4小时左右即可完全被代谢。代谢产物随尿液或粪便排出，在体内没有蓄积，不会对人体产生远期影响。因此，只要正确使用安全剂量，局麻药不会对身体产生伤害，也不会影响大脑神经发育及记忆功能（图4-3）。

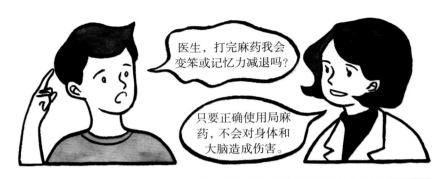

图 4-3　打麻药对身体健康的影响

十一、打完麻药拔牙为什么还有感觉？

人的感觉可以分为痛觉、触觉、温觉、冷觉、压觉等。麻药用量越多，麻醉程度越深，麻醉风险也越大。局麻麻醉程度由浅入深消失的感觉顺序是痛觉、冷觉、温觉、触觉、压觉。当麻药逐渐被代谢，麻醉程度由深变浅，触觉比痛觉先恢复。拔牙时为增加并保证局麻的安全性，最大程度地降低局麻风险，通常选择麻醉程度较低的麻醉方法，即仅阻断痛觉，触觉和温觉仍然存留。所以，在医生操作时患者依然可感觉到触动及温度的变化，仅仅感觉不到疼痛。对一些感觉比较敏感、手术难度大、耗时较长、病情复杂的患者需增加麻醉程度（如增加麻药剂量、与静脉镇静联合使用等），此时患者所有感觉丧失，不能感知医生任何操作。待手术完成时，麻药作用慢慢消失，直到麻药作用完全消失，痛觉才最后恢复。

十二、为什么有时候打完麻药舌头会麻？

牙床内外两侧的感觉是由不同的神经控制的，控制下牙床内侧牙龈黏膜感觉的是舌神经，该神经同时也控制舌前 2/3 的感觉。因此，在对舌神经干进行阻滞麻醉后，下牙床内侧牙龈黏膜及舌前 2/3 都会麻木。如对下牙床内侧牙龈黏膜进行浸润麻醉，由于其麻醉的是舌神经干发出的末梢神经分支，因而舌头不会有麻木的感觉。

舌神经干麻醉后的表现是舌头发麻、肿胀、无痛觉，但不影响舌头的任何运动，仍然可以说话、咀嚼等，因此在这段时间内要防止舌头咬伤。若在手术后的第二天舌头依然感觉麻木，且与手术时的麻木感觉相比没有减轻，请及时与医生联系，以获得及时处理。

十三、为什么有时候打完麻药感觉不到麻？

神经干支配范围广，除支配牙齿及周围组织的感觉外，还支配嘴唇、脸颊、舌头的感觉。对神经干进行阻滞麻醉时，由于嘴唇、脸颊、舌头对感觉敏感，因此会有明显的麻木感。

局部浸润麻醉麻醉的是仅仅神经末梢。末梢神经仅支配牙齿及周围组织，这些组织对感觉不敏感，所以在局部浸润麻醉时可能感觉不到麻木。

如采用神经阻滞麻醉，但无麻木感觉，可能是麻药未起效，只需稍微等待几分钟即可。如等待 5~10 分钟后依然感觉不到麻木，且刺激牙齿及周围组织时还可感觉到明显疼痛，可能是因为麻药未注射到神经干周围，应及时告知医生，避免忍痛拔牙。

十四、为什么有时候打完麻药半边脸都会麻？

拔除下颌复杂牙齿或一次拔除多颗牙齿时，为避免多次进针及减少麻药用量，医生一般会选择神经阻滞麻醉。神经干除支配牙齿及周围组织外，还支配嘴唇、脸颊及舌头的感觉。由于下颌的多个神经干（如舌神经干、颊神经干、下颌神经干）距离较近，一针可麻醉三个神经干，麻醉的范围更加广泛，所以在打麻药后同侧面部均会有麻木感。此时不必紧张，待麻药吸收、代谢后，这种麻木感就会自然消失，不会对身体造成任何伤害。

十五、为什么有时候打完麻药嘴里会有血？

注射完麻药后，口内有少量血是正常现象。口腔黏膜等组织血管密集，血供丰富。在口腔内打完麻药后，通常不便用棉球或纱布对注射针眼进行有效的压迫止血，所以会有少量血液经过注射针眼流到口腔。这种出血一般量少，且可自行停止，因此不用担心。若出血较多，也可用棉球或纱布压迫针眼止血。

十六、为什么有时候打完麻药嘴会歪？

拔下牙床的牙齿进行神经干（下牙槽神经）阻滞麻醉时，由于该神经干位置较深，麻醉时需要有一定的操作技术。同时，如果患者的神经位置存在变异，或者颌骨较正常颌骨宽或窄，会导致医生注射麻药时位点过高或偏后，有可能将麻药注射到邻近组织内，将邻近的面神经及其分支一并麻醉，出现暂时性嘴角歪斜等症状。若出现这种情况，不必紧张，待麻药在体内分解代谢完毕后即可完全恢复正常，不会造成任何伤害。

十七、为什么有时候打完麻药张不开嘴？

控制下牙床内侧牙龈黏膜感觉的舌神经位置特殊，注射点周围有一束肌肉（翼内肌），该肌肉收缩时嘴会闭合，松弛时嘴会张开。如果对舌神经进行阻滞麻醉时，这束肌肉正好处在收缩状态，那么这束肌肉也会被麻醉，使其处于收缩状态而不能松弛，嘴就不能张开。

如果打麻药后即刻出现张不开嘴，不必紧张，这种状况只是暂时的，待麻药分解代谢完成后，即可完全恢复正常。

十八、为什么有时候打完麻药嘴里会苦？

有的麻药，特别是加了肾上腺素的麻药味道很苦。这是因为打麻药都是在口内进行的，难免会有少量麻药滴入口内，或者在注射后，麻药通过针眼回流至口内，特别是接触到舌背或舌根时，就会感觉很苦（图4-4）。如果对这种味道难以忍受，可用清水漱口，以缓解苦味。

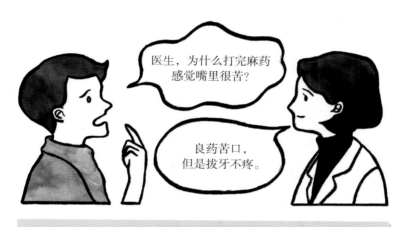

图4-4　打完麻药嘴里发苦

十九、为什么有时候打完麻药面部会变得青紫？

支配上颌后牙床及牙齿疼痛感觉的神经称为上牙槽后神经。该神经位于面部较深的区域，神经上方有一片静脉密集区，称为翼静脉丛。该静脉丛的位置、范围等在不同个体之间存在较大差异。如果该静脉丛范围较大或位置偏下，与上牙槽后神经相邻，在进行麻醉时，针尖就有可能刺伤这些密集的静脉，导致血管出血形成血肿。血肿形成后，以及血肿在吸收的过程中，面部皮下可能出现青紫。

一旦发生血肿，可在 48 小时内对面部相应区域进行冰敷或加压包扎，利于止血。48 小时后可在相应部位热敷，促进血肿吸收。

二十、为什么有时候打完麻药会恶心？

打完麻药后，极少数患者有时可能会出现恶心等不适，主要是因为：患者精神过于紧张，空腹（尤其是未进早餐）时接受麻醉容易出现恶心症状；患者咽喉敏感度较高，在拔除上牙床后方的牙齿时需要麻醉腭前神经，麻醉该神经时稍不注意即可引起恶心。出现这种情况时，请告知医生，在拔除上颌牙齿时尽量使用龈沟内浸润麻醉。

二十一、为什么有时候打完麻药血压会升高？

拔牙时，因恐惧扎针、精神紧张等因素可引起血压升高。麻药中一般含有微量的肾上腺素，如果打麻药时误入血管，或注射区域有炎症、局部充血致麻药快速吸收入血管，可导致血压升高。若选择不含有肾上腺素的麻药，因这类麻药比含有肾上腺素的麻药吸收速度快，大量麻药入血导致的血压升高更加明显。此外，因麻药吸收过快可引起术中疼痛，也会使血压升高，危害也更大。

对于有高血压、心脏病、甲状腺功能亢进等疾病的患者，适当应用含肾上腺素的麻药，血压仅有轻微波动，可不用担心，待麻药效果消退后，血压即可恢复正常。

二十二、打完麻药可以漱口吗？

打麻药后可以漱口。特别是当特别苦的麻药进入口腔，无法忍受苦味时可以通过漱口清除苦味。同时，拔牙前漱口也可帮助清除口腔内的一些分泌物、食物残渣等，减少口腔内的病原菌，有利于拔牙后伤口顺利愈合。

二十三、口腔内打完麻药为什么不能马上吃东西？

口腔内打麻药，尤其是拔下牙床的牙齿时，麻醉神经干后，麻醉的区域较广，往往导致一侧的舌头、牙床、面颊、下唇等部位的痛觉消失。在打麻药后马上吃东西，有可能发生下嘴唇、舌头、脸颊等处被咬伤，且咬伤后不能马上被发现。因此，建议打麻药 2 小时后，待麻药效果消退后再吃东西，以避免咬伤。

（赵吉宏　李志政）

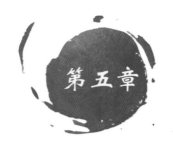

第五章

全身系统性疾病患者拔牙的相关问题

一、有全身系统性疾病的患者能拔牙吗？

全身系统性疾病包括高血压、糖尿病、心脏病、哮喘、肝脏疾病、肾脏疾病、贫血等，这些患者能否拔牙需根据患者身体的具体情况、患牙的拔除难度、医院的医疗条件等因素综合考虑。随着医疗技术的发展，以前很多不敢拔、不能拔的牙都可以拔了。但是，需要医生评估后选择合适的麻醉和手术方案，如是否需要心电监护、镇静，甚至住院等。因此，有全身系统性疾病的患者如需拔牙，建议到口腔专科医院就诊，应如实告知医生病情，并尽可能提供病历或者相关检查报告，以免因为隐瞒病情造成不必要的风险。

二、高血压患者能拔牙吗？

高血压患者拔牙的风险为在紧张、疼痛等诱因的作用下，患者血压突然升高，病情恶化，严重者可导致脑卒中等高血压急症，甚至危及生命（图5-1）。

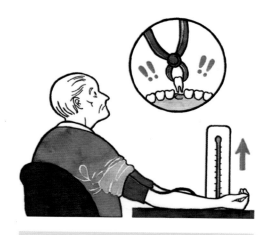

图 5-1 高血压患者拔牙

因此，在就诊时应如实告知医生病史，如近期血压怎么样、吃的什么药、药物用法及用量等。医生会根据情况决定能否拔牙以及是否需要心电监护或使用笑气等方法帮助镇静。

三、心脏瓣膜病患者能拔牙吗？

心脏瓣膜病患者拔牙的风险为口腔内的细菌可通过拔牙伤口入血，从而诱发感染性心内膜炎。因此，在就诊时应如实告知医生病史，如什么时间得的病、是否接受过治疗、如何治疗的（如用的什么药、用了多久等）、治疗效果如何、现在还有没有什么不舒服等（图 5-2）。医生会根据您的病情决定能否拔牙、拔牙前是否需要使用抗生素、使用何种抗生素等。

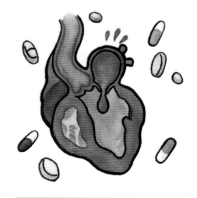

图 5-2 心脏瓣膜病患者拔牙

四、心肌梗死患者能拔牙吗？

原则上，心肌梗死患者应在疾病发作后半年以上再拔牙，如在半年内必须拔除患牙者，应如实告知医生病史，如何时得病、是否放过支架或接受过搭桥手术、是否服用抗凝药物、近期的病情及检查结果等。医生会根据您的情况决定能否在心电监护或使用笑气镇静等方法的情况下拔除患牙。

五、其他非感染性心脏病患者能拔牙吗？

其他非感染性心脏病包括心律失常、冠心病、先天性心脏病等，此类患者拔牙的风险与其心脏的功能密切相关，心功能越差、风险越高。患者可通过自身活动能力判定心脏功能，如果可以做各种家务，说明心功能不错，拔牙风险低；如果不能做家务，甚至一动就喘，说明心功能差，拔牙风险高（图 5-3）。因此，在就诊时应如实告知医生病史，如何时得病、是否放过支架或接受过搭桥手术、是否放置过心脏起搏器、是否服用抗凝药物、近期的病情及检查结果等。医生会根据您的情况决定能否拔牙及是否需要心电监护或使用笑气等方法帮助您镇静。

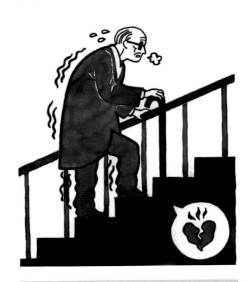

图 5-3　心脏病患者心功能评估

六、糖尿病患者能拔牙吗？

糖尿病患者拔牙的风险为拔牙后伤口感染的风险增加，严重者可能出现伤口长期不愈。更危险的是在就医过程中，因活动量增大、恐惧、紧张等，糖耗量增多，从而增加了低血糖发生的风险，特别是对打胰岛素的患者。血糖高不会一下子要了命，但是低血糖却会要命。因此，在就诊时应如实告知医生病史，如何时确诊的、平日吃什么药、药物用法及用量、是否打胰岛素、一天打几次、每次打多少、现在血糖控制如何（包括最近一次查血糖是什么时间、空腹血糖和餐后血糖分别是多少）等（图5-4）。医生会根据您的情况制订具体的拔牙方案。

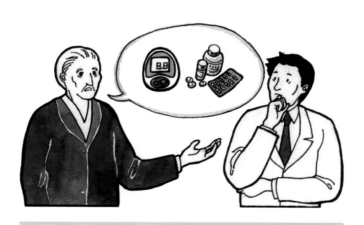

图 5-4　糖尿病患者拔牙

七、哮喘患者能拔牙吗？

哮喘患者拔牙的风险为焦虑、紧张情绪或拔牙器械的局部刺激诱发哮喘发作。因此，在就诊时应如实告知医生病情，如发病诱因、发病频率、严重程度以及治疗性药物的使用和药效等（图 5-5）。医生会根据您的情况决定能否拔牙以及是否需要在心电监护下拔除患牙。

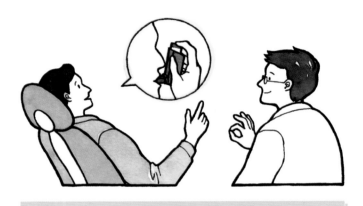

图 5-5　哮喘患者拔牙

八、原发性慢性肾上腺皮质功能减退症患者能拔牙吗？

这类患者拔牙的风险包括：①应用肾上腺皮质激素替代治疗者的抗感染能力差，炎症容易扩散；②疼痛、紧张等刺激因素可能诱发肾上腺危象（高热、虚脱、神志异常，甚至昏迷）。因此，在就诊时应如实告知医生病史，如吃的什么药、药物用法及用量、近期复查结果如何等。医生会根据病情决定您能否接受拔牙手术以及是否需要住院拔牙等。

九、甲状腺功能亢进症患者能拔牙吗？

甲状腺功能亢进症（简称甲亢）患者拔牙的风险为感染、手术、创伤等刺激因素可能诱发甲状腺危象（高热、大汗、心动过速、腹泻呕吐、意识障碍等，严重者危及生命）。因此，在就诊时应如实告知医生病史，如什么时间确诊的、如何治疗的、近期是否进行了复查、复查结果如何等。医生会根据您的情况制订拔牙方案。

十、慢性肾脏病患者能拔牙吗？

慢性肾脏病患者拔牙的风险表现在两个方面：一方面是术后感染风险增加，但多数抗生素又是对肾脏有损害的；另一方面是肾功能损害严重时常伴出血倾向，拔牙后出血的风险增加。因此，在就诊时应主动告知医生患病的原因、肾功能障碍程度、如何治疗等病史，以便医生判断能否拔牙。

十一、肾衰竭患者能拔牙吗？

肾衰竭患者除了可能发生慢性肾脏病患者拔牙的风险外，如果是肾透析患者，其病毒性肝炎的发生率较高。因此，在就诊时应主动告知医生所患肾脏疾病的原因、肾功能不全的程度、透析的频率、最近一次透析的时间、透析时介入的血管（上肢还是下肢）等，以便医生判断能否拔牙、何时拔牙及进行拔牙前的准备。

十二、肝脏疾病患者能拔牙吗？

肝脏疾病（包括病毒性肝炎）患者拔牙的风险表现在三个方面：一是拔牙前后用到的一些抗生素和止痛药是经过肝脏代谢的，会增加肝脏负担；二是严重晚期肝脏疾病患者伴有凝血功能障碍，拔牙后出血的风险增加；三是肝硬化患者糖耐量降低，易发生低血糖。因此，在就诊时应主动告知医生患病的原因、肝功能障碍的程度、是否携带肝炎病毒（如甲肝病毒、乙肝病毒、丙肝病毒等）、既往口腔治疗史等，以便医生判断能否拔牙。

十三、凝血功能障碍患者能拔牙吗?

常见的引起凝血功能障碍的疾病包括血友病和原发免疫性血小板减少症（特发性血小板减少性紫癜）等，其给拔牙带来的风险在于拔牙后出血不止。因此，在就诊时应如实告知医生病史，如患有何种类型的凝血障碍、接受过什么样的治疗、近期是否进行过复查、复查结果如何等。医生会根据您的情况决定能否拔牙及进行拔牙前的准备。

十四、白血病患者能拔牙吗?

白血病患者拔牙的风险主要表现在拔牙术后出血和感染的风险增高。因此，在就诊时应如实告知医生病史，如属于何种类型的白血病、正在接受或接受过什么样的治疗、近期是否进行过复查、复查结果如何等。医生会根据您的情况决定能否拔牙及进行拔牙前的准备等。

十五、贫血患者能拔牙吗?

贫血患者拔牙的风险主要表现在拔牙术后出血和感染的风险增高。此外，贫血还会影响伤口恢复的速度。因此，在就诊时应如实告知医生病史，如属于何种类型的贫血、接受过什么样的治疗、近期是否进行过复查、复查结果如何等。医生会根据您的情况决定能否拔牙。

十六、白细胞减少症患者能拔牙吗?

白细胞减少症患者拔牙的风险为拔牙术后感染的风险增高。因此，在就诊时应如实告知医生病史，如接受过什么样的治疗、平时有什么样的症状、近期是否进行过复查、复查结果如何等，以便医生判断您能否接受牙拔除术以及术前是否需要使用抗生素。

十七、癫痫患者能拔牙吗？

癫痫患者拔牙的风险在于：焦虑、紧张情绪或拔牙器械的局部刺激可诱发癫痫发作。拔牙器械在患者口内无法及时撤出，可造成进一步的伤害。因此，在就诊时应如实告知医生病情，如发病的频率、类型、持续时间、发作的后遗症、最近一次发作的时间以及治疗方案（吃的什么药、药物用法及用量、目前是否还在吃药）。医生会根据您的情况决定能否拔牙以及进行拔牙前的准备。

十八、帕金森病患者能拔牙吗？

帕金森病患者拔牙的风险为肌肉颤动和强直导致患者无法配合拔牙手术，以致在拔牙过程中发生意外。因此，在就诊时应如实告知医生病情。医生会根据具体情况决定能否拔牙。

十九、其他精神疾病患者能拔牙吗？

精神疾病还包括自闭症、抑郁症、强迫症、精神分裂症等。这类疾病的患者拔牙的风险在于：患者可能无法与医生进行良好的沟通，也无法很好地配合拔牙手术，以致在拔牙过程中发生意外。因此，此类患者最好在了解病情的家属陪同下到口腔外科就诊，并在就诊时如实告知医生病情，以便医生判断能否进行牙拔除术。

二十、脑卒中患者能拔牙吗？

有脑卒中史的患者拔牙的风险在于：在紧张、疼痛等诱因的作用下患者血压突然升高，导致脑卒中再次发生。因此，在就诊时应如实告知医生病史，如脑卒中的类型、发生时间、目前的恢复情况、最近一次的影像学检查情况以及正在服用的药物。医生会根据您的情况决定能否拔牙。

二十一、长期接受抗凝治疗的患者能拔牙吗？

常用的抗凝药物包括阿司匹林、华法林、肝素等。长期服用抗凝药物给拔牙带来的风险在于拔牙后出血的风险升高，但是贸然停用抗凝药可能会出现血栓栓塞等危及生命的风险。因此，在就诊时应如实告知医生病史，如为什么吃抗凝药、吃的哪种抗凝药、吃了多久、近期是否查过凝血功能、检查结果如何等。医生会根据您的情况决定能否拔牙。

二十二、使用过双膦酸盐类药物的患者能拔牙吗？

双膦酸盐用于治疗骨质疏松症、恶性肿瘤骨转移等疾病。临床常用的药物包括唑来膦酸和帕米膦酸等。长期静脉使用双膦酸盐类药物的患者拔牙的风险在于：拔牙伤口反复感染不愈，甚至感染扩散累及颌骨，即双膦酸盐相关性颌骨坏死（图5-6）。如在长期用药后出现必须拔除的牙齿，在就诊时应如实告知医生病情，如为什么使用双膦酸盐类药物、具体使用的哪种药物、怎么用的（口服还是输液、多长时间用一次、一次用多大剂量等）、从什么时间开始用的等，以便医生判断您能否接受牙拔除术。

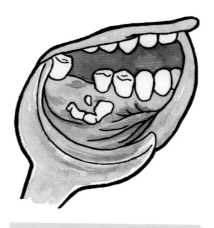

图 5-6　使用双膦酸盐的患者拔牙

二十三、头颈部放疗患者能拔牙吗?

　　头颈部放疗患者拔牙的风险与长期服用双膦酸盐类药物类似。在放疗后,位于照射区内的患牙拔除,拔牙伤口很可能反复感染不愈,甚至感染扩散累及颌骨,即放射性颌骨骨髓炎,处理相当棘手。如在放疗后,出现需要拔除的患牙,在就诊时应如实告知医生病情,如为什么进行放疗,放疗的时间、部位、剂量和次数等。医生会根据您的情况制订具体的拔牙方案。

二十四、艾滋病患者能拔牙吗?

　　艾滋病患者拔牙的风险在于:术后疼痛、出血、局部感染和伤口延迟愈合等并发症发生的风险明显增高,而且抗生素预防通常效果不佳。因此,在就诊时应实告知医生患病情况、目前用药情况、近期复查结果等。医生会根据您的情况决定能否拔牙以及进行术前准备。

二十五、风湿性疾病关节受累患者能拔牙吗？

这类患者拔牙的风险在于：若使用阿司匹林和解热镇痛抗炎药进行治疗，则拔牙后出血倾向增加；若应用免疫抑制剂治疗，常使骨髓抑制，导致贫血、血小板减少、中性粒细胞减少等，从而导致拔牙后感染风险增加。因此，在就诊时应主动告知医生病史，如关节炎的类型、得病时间、药物治疗情况等。医生会根据您的情况决定能否拔牙。

（丁宇翔）

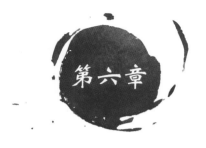

第六章

全身系统性疾病患者拔牙
应注意的问题

一、高血压患者拔牙应该注意哪些问题？

在拔牙前一天要避免过度劳累并保证充足的睡眠和休息（图6-1）。通常上午血压较低，最好在上午拔牙。就诊时请携带降压药，如实告知医生病史，并询问医生术前是否需要再次使用降压药、术中是否需要心电监护或使用笑气等方法镇静。拔牙过程中请放松精神，有疼痛、头晕、恶心或其他任何不舒服，应及时告诉医生。拔牙后除常规注意事项外，还应注意控制血压，防止拔牙后出血。

二、心脏瓣膜病或感染性心内膜炎患者拔牙应该注意哪些问题？

在日常生活中应注意口腔卫生，规范刷牙。就诊时应如实告知医生病史，并询问医生拔牙前是否需要洗牙、是否需要使用消炎药（抗生素）、用什么药、用了多久。如果有多颗牙齿需要拔除，还应询问医生是否需要分次

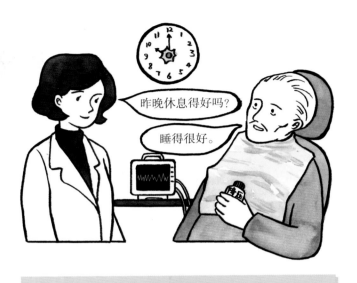

图 6-1　高血压患者拔牙

拔除，以及拔牙的间隔时间等。术后应按照医嘱使用消炎药，并务必注意口腔卫生。

三、非感染性心脏病患者拔牙应该注意哪些问题？

非感染性心脏病包括心律失常、冠心病等。拔牙前一天应避免劳累并保证睡眠充足，最好在上午拔牙，并有家属陪同。就诊时应备好硝酸甘油，可在拔牙前预防性使用。对吸氧患者，可备好吸氧装置。戴心脏起搏器的患者还应告知医生戴起搏器的时间及该起搏器的使用寿命，避免因起搏器电量耗尽导致心脏意外。拔牙前询问医生术中是否需要心电监护或使用笑气等方法镇静。拔牙时可听轻松音乐分散注意力。如有心悸、胸闷、胸痛、头晕、低血压、出汗等不适不能强忍，应及时告诉医生。治疗结束后请缓慢站立，离开椅位，以免发生体位性低血压，并在医院观察 1 小时，确定无明显出血后再离开。除常规拔牙后的注意事项外，还应特别注意防止拔牙后出血。

四、糖尿病患者拔牙应该注意哪些问题?

请尽量安排在早餐后 1~2 小时到医院进行拔牙手术（图6-2），并随身携带一些含糖食物（如果汁等），以备发生低血糖时可及时食用。在就诊时应如实告诉医生病史，并询问医生拔牙前是否需要测血糖、是否需要吃消炎药、是否需要胰岛素减量及减量多少，拔牙过程中是否需要心电监护或使用笑气等方法帮助镇静，拔牙后是否继续吃消炎药、吃多久等。在拔牙过程中，如果出现头晕、眼花、恶心等低血糖前兆症状时，请务必立即告知医生，以便医生及时采取纠正措施。术后应按照医嘱使用消炎药，并务必注意口腔卫生。

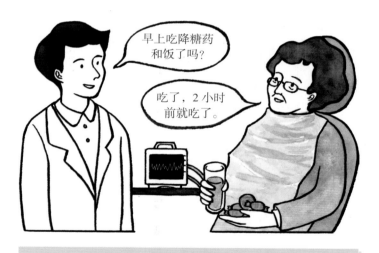

图 6-2　糖尿病患者拔牙

五、脑卒中患者拔牙应该注意哪些问题?

在就诊前一天最好避免过度劳累并保证充足的睡眠和休息，尽量安排在上午去医院进行拔牙手术。就诊时，应如实告诉医生病史，询问医生术中是否需要心电监护或使用笑气等方法帮助镇静。拔牙过程中请放松精神，有疼痛、头晕、胸闷或其他任何不舒服，请及时告诉医生。拔牙后除常规注意事项外，还应特别注意防止拔牙后出血。

六、哮喘患者拔牙应该注意哪些问题？

就诊时应携带治疗哮喘使用的药物，如实告知医生病情，询问医生是否需要心电监护，特别是血氧饱和度的监测，是否需要使用笑气等方法帮助镇静。在拔牙术前应预防性使用支气管扩张气雾剂（短效 β_2 受体激动剂），术中亦应随身携带自己的吸入器。拔牙过程中尽量放松精神，避免紧张，有疼痛、胸闷、喘息、气促、呼吸不畅等不适，应及时告诉医生。

七、原发性慢性肾上腺皮质功能减退症患者拔牙应该注意哪些问题？

最好在早晨就诊，如实告知医生病史，询问医生拔牙前是否需要测量血压、血糖，是否需要预防性服用消炎药和止痛药物；拔牙过程中是否需要心电监护或使用笑气等方法帮助镇静；拔牙后是否需要继续服用抗生素和止痛药等。拔牙过程中请尽量放松精神，避免紧张。拔牙术后，除了常规的注意事项外，还应特别注意预防拔牙术后感染。

八、甲状腺功能亢进症患者拔牙应该注意哪些问题？

就诊时应如实告知医生病史，询问医生是否需要测量心率、呼吸、脉搏、血压、血氧饱和度等，是否需要使用笑气等方法帮助镇静，拔牙前后是否需要使用消炎药及止痛药等。拔牙过程中，请放松并尽量配合医生，以便在最短的时间内拔除患牙。如果出现大汗、心慌、烦躁、焦虑不安、恶心等症状，应立即告知医生。术后不要急着离开，待确认无严重出血、异常疼痛或其他可能造成严重刺激的因素后再离开医院。此外，术后还应该遵照医嘱使用消炎药及止痛药等。

九、肝脏疾病、慢性肾脏病患者拔牙应该注意哪些问题？

就诊时应主动告知医生病情，询问医生是否需要检查血常规、凝血时间、肝功能（肾功能），是否需要监测血压，是否需要使用消炎药和止痛药，如果使用药物是否需要减少药量等。因为肝功能（肾功能）检查需要空腹，所以请尽量安排在早晨去医院，先不要吃早饭，可随身携带早点（如面包、牛奶等）。如果是肝硬化患者，请随身携带糖块，以备发生低血糖时可以随时食用。拔牙过程中请尽量放松心情，并配合医生操作，以缩短手术时间、减少术中出血。拔牙术后除常规注意事项外，还应注意预防术后出血及感染。

十、肾衰竭患者拔牙应该注意哪些问题？

肾衰竭患者通常都接受透析治疗。最好在透析治疗结束后第二天到口腔外科就诊。因为这个时期体内透析时的肝素代谢消失，并且处于血管内容物代谢副产物最少的状态。在需要测量血压或静脉给药时，请告知医生哪一侧肢体是透析使用的，以便医生避开透析侧肢体使用袖套式血压计以及实施静脉给药。其他注意事项同慢性肾病患者。

十一、贫血患者拔牙应该注意哪些问题？

就诊时应如实告知医生病史，询问医生是否需要血常规检查，拔牙前后是否需要输液、是否需要吃止痛药，拔牙过程中是否需要脉搏及血氧饱和度监测、是否需要使用笑气等方法帮助镇静等。在拔牙过程中，如果出现头晕、气短、胸闷、心慌等全身症状时，请务必立即告知医生。拔牙后最好观察 1 小时，确定无明显出血后再离开。回家后如发生出血，应及时联系医生。除常规拔牙后注意事项外，还应特别注意加强口腔卫生、遵医嘱使用消炎药预防感染、避免触碰伤口以防填塞材料脱落。

十二、其他血液系统疾病患者拔牙应该注意哪些问题？

其他血液系统疾病包括各种类型的凝血功能障碍、白血病、白细胞减少症等。就诊时应如实告诉医生病史，询问医生拔牙前是否需要血常规检查及预防性使用消炎药和止痛药，拔牙过程中是否需要在创面局部使用促进凝血的材料或拔牙创内填塞止血药物和（或）材料、是否需要对伤口进行加压包扎等。拔牙后除正确执行常规术后注意事项，避免血块脱落以及其他引起出血的行为外，建议留院观察 1~2 小时，待有良好的初始血凝块形成后再离开。回家后再次出血或出血时间延长时，应立即联系医生。

十三、癫痫患者拔牙应该注意哪些问题？

在就诊前一天应避免过度劳累，保证充足的睡眠和休息，以利于情绪的平稳。就诊当天吃早餐，以避免低血糖的发生，并随身携带控制癫痫发作的药物。最好在了解病情的家属陪同下到口腔外科就诊拔牙。就诊时应如实告知医生病情，询问医生是否需要检查肝、肾功能以评估抗癫痫药物对脏器功能的影响，是否需要使用镇静类药物帮助镇静，手术过程中是否需要进行心电监护、是否需要使用开口铪垫等（图 6-3）。在手术过程中，请不要紧张，如有疼痛或者癫痫发作的前兆症状请第一时间告知医生。

十四、帕金森病患者拔牙应该注意哪些问题？

尽量将拔牙时间安排在服药后药效最好的时间（通常在用药后 2~3 小

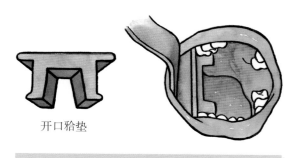

开口殆垫

图 6-3 开口殆垫

时）。就诊时应如实告知医生病情，询问医生是否需要使用开口殆垫、是否需要在镇静下实施拔牙手术，甚至是否需要住院在全麻条件下实施拔牙手术。拔牙过程中尽量配合医生，避免突然的不自主运动引起误伤或者牙根等异物落入气道。如因头面部不自主运动而无法配合咬紧压迫止血的纱球时，术后出血的风险将增加，所以术后除常规注意事项外，还应特别注意术后出血和感染的预防。

十五、智障患者拔牙应该注意哪些问题？

由于智障患者常不能配合拔牙手术，治疗中发生意外的风险显著增加。因此，此类患者最好在了解病情的家属陪同下到口腔外科就诊。就诊时应如实告知医生病情，询问医生是否需要在镇静下实施拔牙手术，甚至是否需要住院在全麻条件下实施拔牙手术；门诊拔牙过程中是否需要使用软带对腿、腹、胸及上肢进行束缚，以免术中突然躁动；拔牙过程中是否需要使用殆垫，防止咬伤软组织等。

十六、其他精神疾病患者拔牙应该注意哪些问题？

精神疾病还包括自闭症、抑郁症、强迫症、精神分裂症等。请尽量在疾病缓解期就诊，且最好在了解病情的家属陪同下到口腔外科就诊。就诊时应如实告知医生病情，询问医生是否需要在镇静下实施拔牙手术，甚至是否需要住院，在全麻条件下实施拔牙手术。在治疗过程中，请充分信任医生，并积极配合。

十七、长期接受抗凝治疗的患者拔牙应该注意哪些问题？

随着心脑血管疾病患病率的增高，抗凝药物的使用日益广泛，如中老年患者为了预防心肌梗死、脑梗死的预防性使用，心肌梗死患者支架置入术后的治疗性使用等。因此，就诊时应如实告知医生病史，询问医生是否需要检查血常规和凝血功能、是否需要停用抗凝药物、拔牙过程中是否需要在创面局部使用促进凝血的材料或拔牙创内填塞止血药物和（或）材料、是否需要对伤口进行加压包扎等。此外，拔牙后除正确执行常规术后注意事项，避免血块脱落以及其他引起出血的行为外，建议留院观察 1~2 小时，待有良好的初始血凝块形成后再离开。

十八、长期使用双膦酸盐类药物的患者拔牙应该注意哪些问题？

理想的情况是在使用双膦酸盐类药物前拔除所有必须拔除的患牙，并注意保持良好的口腔卫生、尽量避免口腔内局部感染因素。如在长期用药后出现必须拔除的牙齿，应在就诊时如实告诉医生病史，最好能携带相关病历，询问医生什么时间拔牙最适宜、拔牙前后是否需要预防性使用消炎药和止痛药、选择什么样的拔牙方法、拔牙后伤口是否需要严密缝合等。

十九、头颈部放疗患者拔牙应该注意哪些问题？

理想的情况是在头颈部放疗前进行全面的口腔治疗，将必须拔除的患牙提前拔除，待口内黏膜伤口完全愈合后再开始放疗，并注意保持良好的口腔卫生、尽量避免口腔内局部感染因素。如在放疗后出现需要拔除的患牙，在就诊时应如实告诉医生病史，最好能携带相关病历，医生会根据您的情况决定什么时间拔牙、拔牙前后是否需要预防性使用消炎药和止痛药、选择什么样的拔牙方法、拔牙后伤口是否需要严密缝合等。

二十、艾滋病患者拔牙应该注意哪些问题？

在就诊时应如实告诉医生病情，询问医生是否需要进行血常规、淋巴细胞分类计数等检查，是否需要在拔牙前后使用消炎药等。在拔牙过程中若出现气促、呼吸困难等症状时，请及时告知医生。拔牙后除常规注意事项外，还应特别注意术后出血和感染的预防。

二十一、风湿性疾病关节受累患者拔牙应该注意哪些问题？

在就诊时应主动告知医生病史，询问医生拔牙前后是否需要全身使用消炎药（口服或者输液）等。在拔牙过程中请尽量配合医生，以便缩短手术时间。若体位不舒服，也请及时告知医生以便调整。拔牙后除常规注意事项外，还应特别注意术后出血和感染的预防。

（薛　洋）

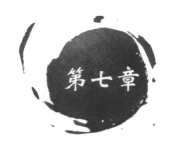

第七章

妇女、儿童、老人等特殊人群
拔牙时应注意的问题

一、什么是特殊人群？

特殊人群是指一类由于年龄的特殊性及生理、心理的脆弱而引起的不同于普通人一般特性的人群，包括月经期、备孕期、怀孕期、哺乳期的妇女，儿童，老人及牙科畏惧症患者（图 7-1）。

二、月经期妇女能拔牙吗？

传统观点认为月经期妇女应暂缓拔牙，月经期拔牙有可能发生拔牙后出血不止。其实，月经血不凝是因为其中含有激素（如前列腺素）及来自子宫内膜的大量蛋白酶的作用，故正常的月经期对拔牙后止血无影响。月经期机体的抵抗力会稍有降低，可能导致拔牙术后反应（如疼痛、肿胀、出血等）较重。经血量大者可能出现贫血症状，拔牙后出血和感染的风险也会稍有升高。此外，拔牙的紧张、恐惧情绪可加重痛经的症状。但是，这些情况通过

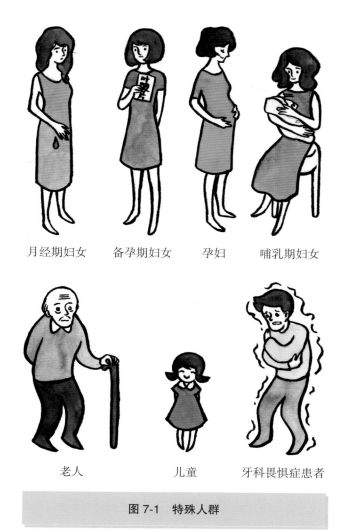

月经期妇女　　备孕期妇女　　孕妇　　哺乳期妇女

老人　　　　　儿童　　　　牙科畏惧症患者

图 7-1　特殊人群

适当处理，尚在人体可承受的范围内。因此，月经期并不是绝对的拔牙禁忌证，对于一些紧急的、风险不大的、操作简单的牙齿可以在经期内拔除。

三、月经期妇女拔牙应该注意哪些问题？

月经期妇女想要拔牙，应如实告知医生您的情况（如月经量，行经期，有无痛经、腹泻、头痛等）。医生会根据情况决定是否需要血常规检查，拔牙前后是否需要输液、是否需要吃止痛药，拔牙过程中是否需要进行脉搏及血氧饱和度监测以及是否需要使用笑气等方法帮助镇静等。拔牙过程中，请放松精神，如出现头晕、眼前发黑、出虚汗等贫血症状时请及时告诉医生。术后不要急着离开，在医院观察 1 小时，待确认无明显不适后再离开。

四、备孕期妇女能拔牙吗？

随着优孕优生理念的宣传及普及，越来越多的准孕妇开始重视备孕。孕前检查是备孕的重要环节，在检查中若发现有无法保留的残根、残冠，未萌出或未完全萌出的智齿，医生建议在怀孕前拔除，以避免怀孕时出现口腔急性感染，危害孕妇和胎儿的健康。

五、备孕期妇女能拍牙片吗？

很多备孕期妇女都会担心拍牙片会影响备孕。经常有患者问医生，拍完片子多久可以怀孕，拍片子辐射大不大？其实，拍牙片对备孕没有明显的影响，现在所用的数字成像技术（RVG）辐射剂量非常小，拍摄一张牙片接受的辐射量相当于坐 1 小时飞机接受的宇宙射线。即使是口腔科检查辐射剂量最大的 CBCT，拍摄一张 CBCT 所接受的辐射量也仅相当于连续飞行 5 小时所接受的宇宙射线。所以，拍牙片根本不会影响备孕。如果依然有顾虑，可以在拍 X 线片之前和医生说一下，用铅围裙保护腹部。

六、备孕期妇女能用药吗？

拔牙过程中可能用到的药物包括局麻药、抗生素、止痛药等。从专业角度来讲，药物在体内经过 5 个半衰期（用药后药物在血液中达到最高浓度时所需要的时间）后可以认为基本消除。局麻药和止痛药的半衰期均不超过

2 小时，而抗生素半衰期相对较长，特别是奥硝唑，可以长达 14 小时。但是，局麻药和抗生素通常情况下仅需要术前使用一次。这些药物最短 10 小时，最长 3 天就可以从体内完全消除，不会对备孕产生不良影响。

七、怀孕期妇女能拔牙吗?

怀孕前 3 个月拔牙疼痛、紧张等刺激可能会引起流产，孕妇可能有恶心、呕吐等反应，增加操作难度。怀孕后 3 个月拔牙疼痛、紧张等刺激可能会引起早产。怀孕 4~6 个月拔牙是相对较为安全的。拔牙前应充分准备，要有足够的睡眠，避免精神紧张。就诊时应如实告知医生您的情况，如怀孕多久了、牙齿出现了什么问题、是否已经接受过口腔科处理等。医生会根据您的情况决定是否必须立即拔牙还是可以通过临时处理（简单治疗）缓解牙齿疾病的症状，直到分娩后再进行拔牙。对于一些紧急的、风险不大的、操作简单的牙齿也可在孕期，怀孕前 3 个月或后 3 个月内拔除（图 7-2）。

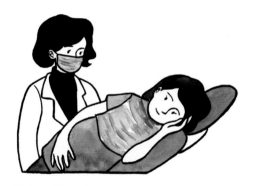

图 7-2　孕妇拔牙

八、怀孕期妇女能拍牙片吗?

如确有必须拔除的牙齿，且必须通过拍牙片才能制订诊疗计划，不可因忌惮口腔科 X 线检查而延误了牙齿疾病的诊断和治疗，这样反而对胎儿的危害更大。

九、怀孕期妇女能打麻药吗?

美国食品药品管理局（FDA）根据药物对胎儿的致畸情况，将药物的危害性等级分为 A、B、C、D、X 5 个级别。局麻药对胎儿的影响取决于药物的种类和通过胎盘屏障的药物剂量。药物剂量不仅取决于局麻药的用量，还取决于给药方式（如局部浸润麻醉、神经阻滞麻醉等，详见第四章）、是否使用血管收缩剂（如肾上腺素）、局麻药代谢率和母体局麻药的半衰期等。综合毒性和致敏性考虑，利多卡因是对胎儿安全性最高的局麻药。麻醉方式应选择局部浸润麻醉，使用含低浓度肾上腺素最小剂量的麻药，麻醉过程中一定要确保麻药没有入血。因此，只要选择正确的方法，使用麻药是安全的，对身体无明显的伤害或毒性作用。若不打麻药，拔牙时产生的剧烈疼痛，以及由疼痛引起的机体应激反应，可产生一些不可预计的伤害，甚至会影响胎儿。因此，千万不要因为怕胎儿受影响而忍着疼痛拔牙。

十、怀孕期妇女打麻药对胎儿发育有影响吗?

母体通过胎盘为胎儿输送营养物质，胎盘上有对胎儿起保护作用的胎盘屏障，营养物质必须顺利通过胎盘屏障才能供应胎儿生长。麻药若影响胎儿发育，必须满足三个条件：一是麻药大量进入血液，二是麻药没有被分解，三是麻药能够通过胎盘屏障。

拔牙使用的麻醉方法为局部麻醉，是把麻药打在牙齿附近的组织内，不是直接打到血管内，即使血管能吸收少量麻药，其量甚微。此外，临床常用的麻药根据其化学结构可以分为酯类和酰胺类两大类，前一类可以被体内的胆碱酯酶分解，但在拔牙中很少被使用；后一类在血液内可以和蛋白质结合，因其分子量大，难以通过胎盘屏障。由此可见，怀孕期间拔牙打麻药对胎儿几乎没有影响，且半个多世纪的临床实践也证明，怀孕期间规范使用局麻药是安全的。

十一、怀孕期妇女拔牙能用药吗？

尽量避免使用药物，当无法避免时，应选择对胎儿发育生长影响较小的药物（FDA 分类中的 A 类或 B 类药物），如对乙酰氨基酚、青霉素、头孢菌素、红霉素、阿莫西林等。此外，用药的时间也应有所选择：受精后 2 周内受精卵尚未着床，故药物对其影响不大；怀孕 2~12 周胚胎高度分化、迅速发育，为药物的致畸期，此阶段应尽量避免用药，尤其是 C、D、X 类药物更不宜选择；怀孕 12 周以后直至分娩，胎儿各器官已形成，药物致畸作用明显减弱，为用药较合理时期，可选用 A 类或 B 类抗生素。此外，如有可能，应尽量选用局部用药（如漱口水、口含片）。局部用药不会通过胃肠道入血，也很难经口腔黏膜吸收入血。因此，这种用药方法不会通过血液循环对胎儿造成任何影响。

十二、怀孕期妇女拔牙应该注意哪些问题？

如果由于牙齿急症，怀孕期拔牙不可避免。在拔牙前一天要避免过度劳累并保证充足的睡眠和休息。在就诊时应如实告知医生您的情况，如是否有高血压、糖尿病、甲状腺功能减退症等情况。医生会根据具体情况决定是否需要拍牙片、是否需要使用消炎药和止痛药、使用什么样的麻药及麻醉方式、术中是否需要心电监护和吸氧等。拔牙过程中请放松精神，有疼痛或任何不舒服，请及时告诉医生。如正处于怀孕中晚期，请尽量采取左侧卧位，避免因妊娠子宫压迫腔静脉而导致仰卧位低血压综合征。拔牙后冰敷拔牙侧脸部，减少疼痛和出血，从而避免由于疼痛引起血压升高或者早产、流产的发生。此外，拔牙后还应在诊室内观察 1 小时，待身体无明显不适症状方可由家属陪同回家。

十三、哺乳期妇女能拔牙吗?

对于哺乳期的女性患者,建议一次仅拔除一颗患牙,这样既可以尽量避免使用消炎、止痛药物,又可以有效减少局麻药的使用量。

十四、哺乳期妇女能用药吗?

哺乳期妇女用药后,仅有小于 1% 的药量最终进入母乳,通常不会给孩子带来危害。因此,在药物副作用不大或者药量不太大的情况下,无需中断哺乳。衡量哺乳期妇女用药对孩子的危害,应根据药物和孩子等因素综合分析。分子量大、半衰期短、脂溶性低、与蛋白结合力强以及弱酸性的药物不易通过血乳屏障进入乳汁。短效药物用药后药物很快达到峰值,对孩子的影响较小。药物的潜在影响与孩子肾脏和肝脏的发育密切相关,孩子年(月)龄越大,药物的潜在影响越小。吸吮次数越少、吸吮持续时间越短的孩子受母体用药的影响越小。如何选择用药及如何降低用药风险可参考本章"十一、怀孕期妇女拔牙能用药吗?"。如仍有顾虑,可在拔牙用药当天停止哺乳,至用药 3 天后再开始哺乳。

十五、儿童拔牙时家长应该注意哪些问题?

拔牙通常都是在局麻后进行的,所以拔牙过程中其实是不会疼的,但由于儿童往往会对打麻药用的针、拔牙器械及拔牙过程产生恐惧,从而拒绝配合(图 7-3)。拔牙是有创的操作,孩子哭闹、乱动都会增加器械误伤儿童的风险。因此,医生会根据患牙拔除的难易程度、患儿能否配合、医疗条件等因素综合考虑,决定能否拔牙、拔牙使用的药物如何减量(根据孩子体重大小)、是否需要在镇静下实施拔牙手术等。许多家长对镇静不

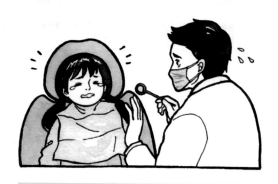

图 7-3　儿童拔牙

够了解，从而产生不必要的担心。其实门诊镇静，其目标是使患儿术中意识降低，不会感觉疼痛，术后能迅速苏醒，与全麻有着本质的差别。笑气吸入和静脉镇静是目前应用较普遍的镇静镇痛方式。在治疗过程中，患儿不仅能够保持连续自主呼吸，而且能对物理刺激和语言指令做出相应反应，起效和恢复迅速。但镇静前，家长应如实告知医生患儿的健康状况，如患儿是否患有先天性疾病或畸形、有无呼吸和循环代偿功能减退、有无营养和发育不全、是否存在呼吸道感染和严重贫血等，以免因为隐瞒病情造成不必要的医疗风险。

十六、什么是牙科畏惧症？

很多人都害怕看牙，对于拔牙更是谈虎色变。绝大多数患者都属于轻度恐惧，往往可以通过与医生充分交流，或者在拔牙时听一些轻松愉悦的音乐，来消除紧张与恐惧，顺利配合完成拔牙手术。也有极少数人属于严重恐惧，他们在接受口腔治疗时，表现为紧张、血压升高、高声叫喊等。这类人一般在儿童时期有过非常不好的口腔就诊经历，如在按压哭喊中完成口腔治疗，这样的经历造成其成年后恐惧、躲避甚至是拒绝口腔治疗。

十七、牙科畏惧症患者拔牙应该注意哪些问题?

这类患者应如实告知医生对拔牙的恐惧程度（图7-4），可以在医生的安慰下勉强接受治疗，还是完全不能配合治疗。医生会采取相应的方法消除您的恐惧、焦虑心理，如通过适当的解释、安慰性的语言取得您的信赖；使用分散注意力、呼吸放松疗法等调整和缓解恐惧和焦虑；使用药物辅助治疗；对存在严重恐惧心理造成失眠的患者，可在拔牙前一晚小剂量口服镇静药物；使用笑气镇静；在静脉镇静或者全麻下拔牙。

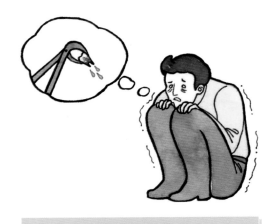

图 7-4　牙科畏惧症

十八、老年患者拔牙应该注意哪些问题?

老年患者各方面的生理功能都会降低，对药物的耐受性和需要量均降低。此外，老年患者又常会伴有高血压、糖尿病、心脏病等系统性疾病。拔牙后出血、疼痛、局部感染的风险均会升高，严重者甚至可能危及生命。因此，老年患者拔牙时最好有家属陪同就医。在就诊前一天最好避免过度劳累并保证充足的睡眠和休息，尽量安排在上午到医院进行拔牙手术。就诊时应如实告诉医生身体状况，如有没有高血压、糖尿病、心脏病、脑卒中等系统性疾病，目前有没有吃药，为什么吃药，吃的什么药等。医生会根据情况决定能否拔牙、使用药物时如何减量（根据您的全身代谢情况及功能状态）、是否需要使用笑气等方法镇静拔牙、拔牙前是否需要预防性使用抗生素和止痛药、拔牙过程中是否需要进行心电监护、门诊拔牙后是否需要留院观察等。

（郑雪妮）

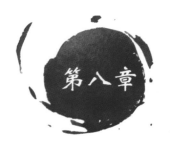

拔牙前的准备

一、拔牙前需要哪些准备？

　　拔牙时需要有良好的身体和精神状态。拔牙前一天需要充分休息，如因严重恐惧心理造成失眠时，可在睡觉前口服小剂量安眠药。如因自身疾病长期服用一些药物，应遵医嘱按时服药（足量或减量）。如长期使用某些医疗器械、设备及药品也应随身携带。此外，还应随身携带所有的病历、检查资料及身份信息证明，以备医护人员随时使用（图8-1）。为了保证拔牙时有充分的体力，在前往医院的途中要留有充足时间，按时到达，避免紧张劳累。因拔完牙2小时后才能进食，故拔牙前应适量进食清淡易消化的食物，避免空腹拔牙。如因各种原因突发身体不适或精神恐惧时，应及时告知医生，医生可根据您的具体情况适当调整治疗计划。

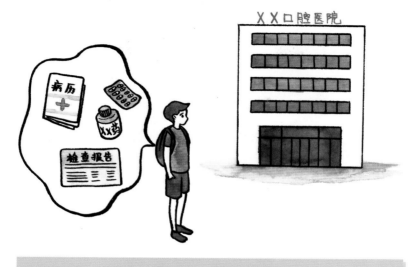

图 8-1　拔牙前的准备

二、拔牙前是否需要进行 X 线检查？为什么？

　　医生通常会对所有要拔除的患牙进行影像学检查。因为肉眼仅能看到暴露在口腔内牙冠的情况，而牙根及周围骨组织的情况只有通过 X 线检查才能发现。医生通过 X 线片可以清楚地了解牙齿阻生的情况、牙根形状、周围骨质的密度，从而对牙齿进行阻力分析（图 8-2）。只有这样才能使医生对拔牙过程制订较准确的操作计划，尽最大可能预防并发症的发生。

三、拔牙前拍的 X 线片有几种？有什么区别？

　　拔牙前拍的 X 线片常用的有根尖片、全口牙位曲面体层 X 线片（简称全景片）和 CBCT，都有其各自的优缺点。根尖片，也就是常说的"牙片"，其优点是灵敏度高、拍摄时间短、辐射小，可借助软件对图像进行分析，得

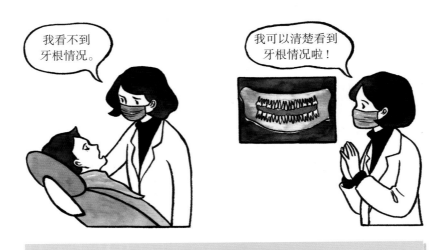

图 8-2　拔牙前需要 X 线检查

到更多的诊断信息；缺点是一次拍摄牙位少，而且对于有多个牙根的牙齿，图像有重叠，会失真，影响医生的判断。全景片的优点是拍一次就可以看到全口的牙齿、牙周组织及相邻解剖结构，显示的范围广；缺点是这种片子呈现的是二维的平面图像，图像有重叠，并有放大失真。CBCT 俗称"牙科CT"，其优点是通过三维重建能够准确地看到坏牙自身的病变及其与周围组织的关系，分辨率更高、更清晰、更直观；缺点是拍一次片子费用较高，辐射也最高。

四、拔牙前能吃饭吗？

　　一般情况下，拔牙前最好适量进食清淡易消化的食物，但不要吃得过饱，或吃太多的油腻食物，防止拔牙前打麻药时发生恶心呕吐（图 8-3）。一些特殊的患者如果需要静脉镇静甚至全麻时，应按医嘱在拔牙前禁食甚至禁饮。

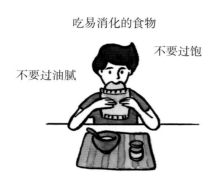
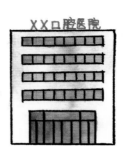

吃易消化的食物

不要过饱

不要过油腻

图 8-3　拔牙前的饮食

五、拔牙前需要吃止痛药吗?

通常情况下,拔牙不需要使用止痛药。如果牙齿拔除难度较大,或对疼痛特别敏感时,可按医嘱在拔牙前或拔牙结束而麻药效果尚未消退时服用止痛药,避免在麻药效果消退后出现明显疼痛。

六、拔牙前需要使用抗生素吗?

通常情况下,拔牙不需要使用抗生素。如果身体抵抗力弱、口腔有炎症、拔牙难度大、手术时间长、一次拔除多颗牙,或患有风湿性心脏病、糖尿病等全身性疾病时,术前应按医嘱预防性使用抗生素。医生还会根据您的具体情况决定术后是否继续使用抗生素及使用的剂量和频率。

七、拔牙前需要洗牙吗？

一般拔牙前不需要洗牙。如果口腔卫生状况差，牙石很多，则应当洗牙。洗牙的目的主要是为了去除牙石，因为牙石可能会影响拔牙钳放在正确的位置。此外，洗牙还可以避免含有很多细菌的很脏的牙石掉到拔牙创口内引起感染。

八、为什么拔牙前医生要和患者进行术前沟通？

拔牙前医患沟通的目的是让患者了解手术大致过程、局麻后可能出现的感觉变化、如何配合手术、术中及术后可能出现的问题和并发症等，使您对手术充分了解，您也可以就手术相关问题咨询医生。通过术前沟通还可以减少恐惧心理，放松紧张情绪，以便顺利、安全地度过手术。

九、拔牙前需要实验室检查吗？

医生会根据您的病史及全身状况决定是否需进行相应的检查。如患有一些全身性疾病并有相关的检查报告单，或最近有全身体检报告时请随身携带相关资料，以便医生随时查看，避免不必要的重复检查。

十、拔牙时需要有人陪吗？

如果是健康的成人拔牙，通常不需要任何人陪伴。如果是年老体弱者、未到法定年龄的儿童、牙科畏惧症患者、手术比较复杂、需要通过镇静甚至全麻进行手术等情况，为了安全应该有人陪伴（图8-4）。此外，为了保证手术尽量在无污染的环境下进行，手术时陪伴的人应在候诊厅等候。

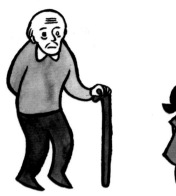
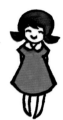
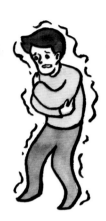

年老体弱者　　　　儿童　　　　牙科畏惧症患者

图 8-4　拔牙时需要有人陪同的患者

（何家才）

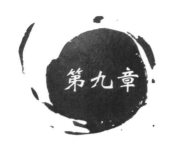

第九章

拔牙过程中应注意的问题

一、常用的拔牙器械有哪些？

拔牙的手术器械一般分为基本拔牙器械、辅助拔牙器械及外科拔牙器械。基本拔牙器械包括牙钳、牙挺、刮匙、牙龈分离器、镊子等。辅助拔牙器械包括牵拉软组织的颊拉钩、口镜、棉签，帮助开口的开口器、开口殆垫及吸引器等。外科拔牙器械包括切开软组织的手术刀、分离软组织的骨膜分离器、切割牙齿或骨组织的外科专用切割手机或超声骨刀等、缝合软组织的持针器、缝合针、缝合线及剪刀等。

二、拔牙过程中为什么不可以留家属陪同？

一是出于卫生安全方面的考虑。任何手术操作都要保证在舒适、安静、无菌的环境下进行，拔牙手术也不例外。无论是口腔器械盘，还是拔牙手术器械，乃至棉球、棉卷都是经过严格消毒灭菌的。在进行拔牙手术前，医生还会对您的口内乃至面部进行消毒，必要时还要铺无菌手术单。此外，医生穿的白大衣或洗手衣也都不接触医院外的公共环境，在人多的环境下会增大交叉感染的可能。

二是有碍诊疗操作。口腔诊疗空间通常有限，医生操作和护士配合需要经常变换位置，在场的家属会挤占本来就不大的空间，妨碍手术操作，分散医生和护士的注意力。此外，手术操作专业性强，家属对于手术方法和术中的操作并不了解，表现出担心、害怕、紧张的情绪或言语会对治疗中的患者产生影响。

三、患者在拔牙过程中应该如何配合医护人员？

多数人对拔牙心存疑虑，会想拔牙疼不疼、疼了怎么办、拔牙能不能受得了等一系列问题。其实，这些问题医生早就替您想到了。在拔牙时一定要相信医生，同时要调整好心态，克服紧张和疑虑的情绪。

拔牙前医生一定会先打麻药，以保证拔牙过程中无痛。如果在拔牙时还有疼痛，不要忍着，一定要告诉医生，医生可以再追加麻药。

有些牙齿的拔除的确较为复杂，特别是治疗过的各类残根、残冠以及劈裂的牙齿，拔除可能需要较长的时间，所以要有一定的心理准备。

在拔牙手术过程中会使用牙钳、牙挺等各种手术器械。当这些拔牙器械放到口内时，一定要保持大张口状态。如果随意闭口，不仅会影响医生的操作，延长手术时间，还可能会出现意外的损伤。

如果是复杂牙需采用切开法拔除，医生会使用手术刀等锐利器械切开并翻起牙龈瓣，通过去骨增隙等方法拔牙，拔完后再用医用针线缝合伤口。虽然操作复杂，但因麻药的作用，在整个手术过程中，不会感觉到疼痛。所以，请您放松，不必紧张，一定不要随意闭口或转动头部，以免被锐器划伤。

在使用牙钻或其他切割工具切磨牙齿时，喷出来的冷却水会被吸引器

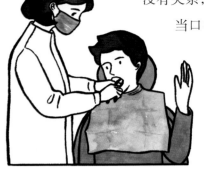

从口内吸走，即便没吸彻底，在口内仍有积存，咽下了也没有关系，因为这些冷却水都是清洁干净的。此外，当口中含有较多的水和唾液时，要用鼻子呼吸，不要用口呼吸，以免吸水发生呛咳。如口中含水较多感觉不适，可举左手示意医生停止操作，及时处理（图9-1）。

有些医生还会使用榔头敲击拔牙，在拔牙过程中头部震动或摇动会比较大，不要紧张。这种拔牙方法还可能引起术后头部震痛感，但很快就会恢复，不要过于担

图 9-1　左手示意医生暂停操作

心。如果您非常畏惧敲击拔牙，可以选择其他方法拔牙，如微创拔牙等。

四、拔牙大约需要多长时间？

拔牙绝大多数都是在局部麻醉下完成的，也就是说患者对于整个手术过程是知道的。局部麻醉下的手术需要通过医生和患者的良好沟通和配合，才能顺利完成。只有患者不紧张，局部麻醉效果好，医生才能放心大胆地尽快完成手术操作。但是，拔牙也和其他手术一样，存在许多复杂的情况，难以准确预估时间。总体来说，一般简单的松动牙从打完麻药到拔除大约需要十几分钟，但遇到复杂的情况就不好说了，有的可能需要 1 小时以上。拔牙所需的时间主要由患牙的状态、是否埋伏阻生、牙根的形态及其与周围骨组织是否粘连等情况综合决定。

五、拔牙过程中断根了怎么办？

拔牙过程中出现牙根折断是较为常见的。医生会根据断根的大小、位置及是否对以后有影响来判断是否取断根。即便是很小的断根，如果会影

响后续的治疗，如正畸排齐牙齿估计邻牙移动时断根会成为阻碍，就要及时取出断根。一般情况下，如果断根较小，而且根尖周围也没有明显病变，对结果没有影响的情况下，通常可不取出。因为如果继续取根的话，通常还要扩大去骨，甚至切开翻瓣，一方面会加大创伤，另一方面还可能导致神经损伤、上颌窦穿孔等并发症，特别是在拔除上、下颌阻生智齿时。不取出断根一般不会影响创口愈合。通常情况下，断根与周围组织可以正常融合，注意观察即可。对于体质较弱或有其他系统性疾病者，可考虑暂缓拔除断根。

六、拔牙过程中会出很多血吗？

一般来说，拔牙手术中的出血量并不多，但当有牙周炎或根尖周炎症时，由于炎症刺激组织充血，拔牙过程中出血会多一些，但这种出血都会止住。

如果患有心脑血管疾病需服用抗凝血药或抗血小板类的药物，拔牙过程中的出血会比正常情况下多，所以患者在就诊时一定要向医生说明是否服用此类药物。一般情况下无需在术前停药，是否停药要遵循医生的意见和建议，最好不要自行停药，以免影响疾病的治疗效果。医生在知晓患者的疾病和用药的前提下，在拔牙手术过程中就会有所准备，知道如何处理。

如果患有血液系统疾病，如血小板减少、肝脏疾病导致的凝血功能障碍等，在拔牙过程中的出血就会多，甚至有危险。因此，患者在就诊过程中，一定要如实告诉医生所患的疾病和服用的药物，以便医生判断如何处理手术过程中的出血问题。如果医生认为拔牙手术出血风险大的话，可能就要延缓拔牙，适时再处理。所以，患者要理解，不要抱怨医生不处理，因为他们做的事正是为了您的安全着想。

对于手术过程中的出血，医生会采取各种手段来止血，如填塞法、结扎法和缝合法等（图9-2）。如果在拔牙窝内放入了不吸收的止血材料，还要在复诊时取出、换药。

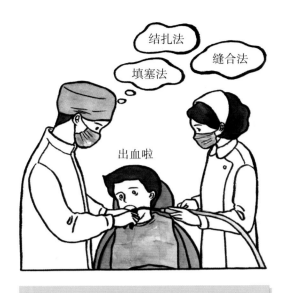

图 9-2　拔牙术中的止血方法

七、拔牙过程中感觉疼痛怎么办？

一般来说，拔牙过程中不会感觉疼痛，因为医生在术前都会打好麻药。如果在拔牙术中感到疼痛应先举左手示意，在得到医生同意后，将自己的痛感等不适告诉医生。医生会根据具体情况判断是否增加麻药量。

在有炎症的情况下，由于炎症组织的酸性环境以及局部环境封闭不好，会削弱麻药的效果，产生一定的痛感，这时要由医生来判断是否还要继续操作。有可能医生会选择停止拔牙，待炎症有所缓解后再拔。

在拔除下颌磨牙，特别是拔除阻生智齿时，有时用钻分割牙冠到牙髓腔时会有酸痛感，这是因为细小的牙髓神经没有完全被麻醉导致的，同样可提示医生追加麻药。但是，该操作时间短暂，磨几下就结束了。

长期使用阿片类药物的患者通常对麻药不敏感，注射常规剂量的麻药可能导致拔牙术中疼痛。一方面可追加麻药，另一方面可选择其他辅助麻醉方法，如在吸入或静脉镇静下、全身麻醉下治疗。

八、拔牙过程中发生误吞、误吸怎么办?

拔牙术中如果不慎将牙齿或其他异物吞下,不要惊慌,一定要听从医生的指挥。如果没有感觉到在咽喉处有异物感,说明异物已经进入胃里,应配合医生密切观察和随访,医生会根据具体情况判断是否要拍 X 线片来确定。饮食上可多吃些粗纤维的食物促进胃肠的蠕动和消化,从而有助于异物的排出。一般情况下,误吞的异物在几天内会随粪便排出体外。

误吸是指牙齿或其他异物被吸入气管或支气管内,此种情况紧急,症状比较明显,一是有异物感,二是有呛咳。一旦发生此类情况,不要慌张,一定要配合医生。首先要坐直,大口呼吸,配合拍摄 X 线片,在确定误吸物的位置后,采用喉镜或气管镜等方法取出。

九、拔牙过程中器械损伤了舌体等软组织怎么办?

拔牙术中使用的器械很多是锐利的,特别是要切开拔牙的手术,会使用刀片、钻等切割器械,医生在手术过程中始终会注意尽量避免软组织的损伤。但是,由于口腔内空间小,颌骨及舌体的活动都会影响手术操作。患者在手术过程中应尽量保持开口不动,也不要动舌头。如果在拔牙操作过程中突然闭口或动舌头等,常易导致拔牙器械损伤软组织。如有必要,医生会对组织损伤处进行缝合处理,预后良好。

十、拔牙会造成骨折吗?

多数情况下拔牙不会造成牙槽骨骨折。只有在当牙根与骨有粘连、牙根膨大或有牙骨质瘤等阻力大时,加上用力不当才会导致牙槽骨骨板骨折,连同牙齿一并被取出。此种情况可出现在上颌阻生智齿处的上颌结节或下颌阻生智齿处的舌侧骨板部位。缺失的骨板不会影响拔牙创的愈合，不会产生实质性的损害。

拔除下颌阻生智齿用牙锤敲击时，由于下颌角处的骨质较薄，加上用力过猛及用力方向等多种因素的作用，可能会出现下颌骨骨折。随着拔牙方法、技术及器械的不断改进和提高，敲击拔牙已越来越少，单纯由于拔牙造成的骨折已非常罕见。但是，对于某些情况，如埋伏过深的下颌阻生智齿、阻生牙合并大囊肿形成、骨质疏松症患者拔牙，仍会有骨折的风险。

十一、拔牙会造成颞下颌关节损伤吗？

如果颞下颌关节没有疾病，常规拔牙不会导致颞下颌关节的损伤。如果颞下颌关节不好，拔牙时张口过大、时间过长，可能会出现颞下颌关节不适，但能缓解。

当用牙锤敲击、挺松、拔除下颌患牙时，医生都会用手向上托住患者的下颌以拮抗力量传导到颞下颌关节，减小下颌运动的幅度，保护颞下颌关节，降低损伤的风险。

不用锤敲击会大大减少因拔牙导致颞下颌关节损伤的风险。如今，随着拔牙方法和器械的不断改进，已在很大程度上降低了锤子的使用。某些情况下，在术中当张口过大、张口时间过长或使用锤子进行敲击而感觉到关节不适时，要及时告诉医生，让关节间断休息和调整后，再继续进行操作，医生也会适当对操作方法进行调整。如果颞下颌关节本身没有问题，术后应少大张口、吃软食、让颞下颌关节适当休息，一般1~2周即可恢复正常。如果颞下颌关节存在问题或被诊断为颞下颌关节紊乱病，在拔牙前一定要告诉医生，以便医生有所准备，根据情况决定如何进行手术，以及在术中采取保护措施等。

十二、拔牙过程中出现恶心怎么办？

有的患者舌根及咽部较为敏感，该部位稍被触碰即出现干呕症状，这会影响拔牙手术的操作。拔除下颌后牙特别是阻生智齿时，口镜、拔牙器械等难免会碰到后颊及舌根部。一旦在拔牙手术过程中感到恶心，应在尽力控制不适的同时举左手示意，待医生将拔牙器械从口内取出后，深呼吸，咽下口水，并将不适告知医生。同时，应放松心态，不要惊慌。如果知道自己有这种容易干呕的表现，一定要在术前告知医生，医生会采取相应措施进行预防。

十三、拔牙过程中突然感觉难受怎么办？

如果术中感觉到不舒服，甚至头晕、憋气等不适症状时，应立刻举左手示意，告知医生不适的症状，让医生先暂停手术。医生会根据具体情况采取措施，待症状缓解后再继续手术。也就是说，如果在手术过程中，有什么不适情况，尽量不要忍，同时也要保持放松的心态，不要紧张。如果平时身体没有什么疾病，一般的拔牙手术通常不会花很长时间。

十四、有时候医生会在我的脸上铺单子，是怕我看到吗？

当牙齿需要切开拔除时，就要铺无菌手术单。虽然口腔是有菌的环境，但只要是切开拔牙，就要按无菌手术的要求进行。最常见的是拔除下颌部分或完全埋伏阻生智齿时，需要切开周围软组织才能暴露患牙，医生在您的面部铺上手术单主要是从无菌的方面考虑。术前医生会对您的口内乃至面部术区周围进行消毒，用无菌手术单覆盖未消毒的区域，以减少术后感染的发生（图9-3）。此外，对晕血、害怕看到拔牙过程的患者，铺无菌手术单可遮住患者的视线，从而起到一定的屏蔽作用。

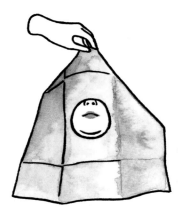

用无菌手术单覆盖未消毒的区域，减少术后感染的发生

图 9-3　拔牙时铺无菌手术单

十五、为什么有的牙拔除后是完整的，有的却会碎呢？

并不是所有的牙齿都能被完整拔除，这要取决于多种因素。如果是阻生牙，通常需要去掉牙冠解除阻力，需要将牙齿分成几部分才可以顺利拔除。如果是多根牙，也可能要分开牙根去除根部的阻力。因此，在拔牙时是否能够完整拔除牙齿并不重要，重要的是保证在拔牙过程中更好地保护周围组织。还有些牙齿虽然已完全萌出，但由于龋坏等原因使其牙体缺损严重，在拔除过程中牙体的薄弱部位容易劈裂、碎掉。

十六、拔完的牙可以带走吗？

患者可以保留拔下来的牙齿，但拔下来的牙齿并不一定都是完整的，特别是拔除阻生牙，因为要去除各种阻力，往往需要将牙分块取出。如果想要保留自己的牙齿，最好在拔牙前告知医护人员，否则患牙会与医疗垃圾一同被分拣处理了。对于那些阻生牙、龋坏牙在拔除过程中因不同的处理方式导致分块不完整，术后也无法拼接成一颗完整的牙。

十七、经过治疗的牙比较难拔吗？

通常情况下，经过治疗的牙都比较难拔。这是因为治疗过的牙，特别是"杀了牙神经"即进行了牙根管治疗的牙，通常为死髓牙。这类牙由于进行了牙髓处理，简单说就是牙没有了血液的营养支持，会使其脆性增加，或出现牙根与周围骨质粘连，大大增加了拔除的难度，通常需要通过去骨、增隙、分根甚至切开拔除。

即便是没有进行过根管治疗的牙，由于在治疗时磨除了部分牙体组织，使剩余的牙体组织变得薄、脆，在拔除过程中由于牙体受力也很容易被夹裂、折断，给拔牙带来一定的难度。

十八、拔牙过程中需要一直大张口吗？

由于牙是直立萌出的，牙拔除的方向也是向下或向上的。拔牙的工具如牙钳或牙挺都要顺着牙的长轴方向使用，并且器械还会占一定的空间，所以在拔牙时要尽量大张口（图 9-4），才能使手术操作顺利完成。在张口困难的情况下，拔牙的确有许多困难。如果拔牙器械无法放进口腔内，就无法完

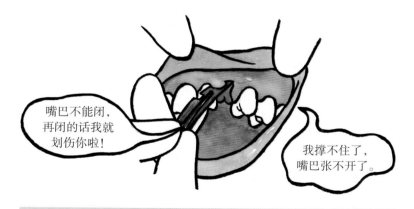

图 9-4　牙拔除术中要尽量大张口

成拔牙操作。如果感觉手术过程中张嘴很累，坚持不下去时，可要求医生使用开口殆垫等帮助开口的器械，在征得医生同意后即可使用。

十九、为什么在拔牙过程中不可突然移动身体？

医生会根据所拔牙齿上、下、前、后、左、右等不同的位置调整好椅位，保持在拔牙时患者体位的相对固定，以利于手术操作。拔牙所用的器械多数较为锋利，如果在未告知医生的情况下突然移动身体，锋利的器械就有损伤周围组织的可能，带来不必要的痛苦。所以，如果感觉不适想要移动身体，应举左手示意。

（王恩博）

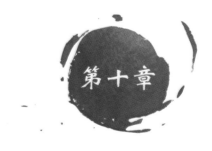

第十章

拔牙后应注意的问题

一、拔牙后为什么要咬纱球？

拔牙后伤口会有渗血，咬纱球是用来压迫止血、保护拔牙伤口、隔离口水，有利于创口的早期愈合。所以，医生会让患者咬 1~2 个纱球（图 10-1）。纱球一定要咬紧，咬紧后应尽量避免说话等口腔活动。因为说话会导致纱球移位，增加口水分泌，造成伤口再次出血，如需要讲话可以通过写纸条等进行交流。

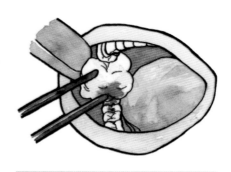

图 10-1　拔牙后咬纱球

二、拔牙后纱球应该咬多久？

拔牙后纱球一般需要咬压 30~40 分钟，时间不宜过短也不宜过长。咬

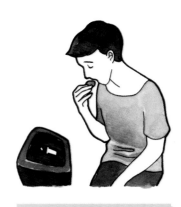

图 10-2 拔牙后取纱球

压时间过短，伤口的血凝块还没有形成，容易出血。咬压时间过长，会延长拔牙伤口血凝块形成的时间，易引起感染或出血不止。可用舌头将纱球轻轻顶出，也可用洗干净的手指将纱球取出，切勿使劲吐出（图 10-2）。吐出的纱球上有血迹也不必紧张，更不要反复更换、反复咬压。因为反复取换纱球会多次触碰伤口，纱球取出的瞬间，唾液会浸泡伤口，导致伤口污染或伤口出血。

三、拔完牙多久能吃饭、喝水？

正常拔牙 2 小时后，伤口的血液和渗出物已形成血凝块。如果拔的是前牙，应尽量用后牙咀嚼食物；如果拔的是一侧磨牙，应尽量用另一侧磨牙咀嚼食物；如果两侧磨牙同时被拔除，应尽量用前牙咀嚼食物；如果多颗牙同时被拔除，应进食流食，避免咀嚼食物。如果用拔牙伤口直接咀嚼食物，会触碰到伤口引起疼痛，食物残渣也易掉入伤口引起感染，破坏血凝块引起出血。特别是智齿拔除后，有时会遗留较大的创口，食物残渣容易进入并难以被清除，严重时会导致伤口感染。随着肉芽组织和牙龈的生长，拔牙创口会逐渐愈合，一般需要 2~4 周的时间，在此过程中要注意口腔卫生，如有食物残渣掉进创口，要及时漱口清理出来。如果清理困难，应及时就诊，医生会用专业方法处理。

由于吸吮产生的负压会破坏血凝块，太热的食物也会破坏伤口的血凝块，不利于伤口的顺利愈合，所以不能用吸管喝水（图 10-3），不能用舌头舔创口，不要用手指或牙签碰创口上的紫灰色

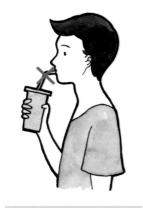

图 10-3 勿用吸管喝水

血凝块，更不要吮吸创口，以免破坏血凝块引起创口出血。饮水也不能太热、太烫。为了避免刺激伤口，应尽量食用温凉稀软的半流质食品。

四、拔牙后饮食有哪些注意事项?

拔牙后可以使用非拔牙区的牙齿进食。拔牙后需要补充营养和能量，可食用高蛋白、高能量、富含维生素且温凉稀软的食物，如冰甜品、鲜榨水果汁、汤、粥、软面条、蒸蛋羹、松软蛋糕等（图 10-4）。忌食辛、辣、硬、黏、易碎带渣的食物（图 10-5）。因辛辣刺激的食物会使伤口周围的软组织充血、水肿，血管扩张，容易引起肿胀，极个别人还会过敏。此外，应避免食用火锅或高汤类食物。由于蒸汽温度过高，易引起拔牙部位充血，影响伤口愈合。吃硬的食物需要用力咀嚼，会增加咀嚼的次数。吃黏、易碎带渣的食物，食物残渣易掉入伤口。这些食物都会影响伤口愈合，所以应避免食用。

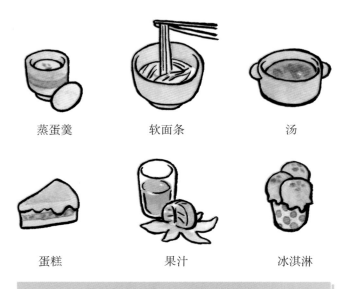

蒸蛋羹　　　　软面条　　　　汤

蛋糕　　　　果汁　　　　冰淇淋

图 10-4　拔牙后建议吃的食物

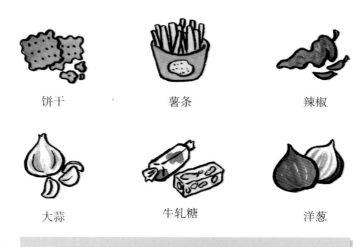

饼干   薯条   辣椒

大蒜   牛轧糖   洋葱

图 10-5　拔牙后不建议吃的食物

五、拔牙后能吐口水吗?

拔牙后口腔内的唾液和血性分泌物会增多,这是正常现象。有口水应尽量咽,不要吐,也不要含在口内。因为吐口水时会反复吸吮伤口,不仅会影响创口愈合,而且会破坏血凝块,导致伤口继续出血。如果含着口水,会造成伤口被唾液长久浸泡,引起感染或凝血不良,使伤口愈合减慢。

六、拔牙后能漱口、刷牙吗?

拔牙后应尽量少漱口,因为要让血凝块尽快在伤口上形成,以促进伤口愈合。如果老漱口,会把刚形成的血凝块漱掉,不利于伤口愈合,而且可能造成伤口不断出血。一般 12 小时后可以轻轻含漱。

拔牙当天刷牙会因触碰伤口,使拔牙创内的血凝块脱落,导致拔牙创疼痛、出血。所以,拔牙患者术后当天尽量不要刷牙,24 小时后可正常刷牙,以保持口腔卫生,利于伤口愈合,但应尽量避免触碰伤口。

七、拔牙后能剧烈运动吗?

拔牙后应尽量避免游泳、跑步、打球等剧烈运动（图 10-6），因为剧烈运动会使全身血液循环加速，血液不凝固，有可能会导致拔牙伤口凝血减慢或血凝块脱落，从而引起疼痛、出血，不利于伤口恢复。拔牙 3 天之后创口内的血凝块已机化，有纤维结缔组织形成，才可以运动。

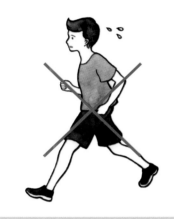

图 10-6　拔牙后应避免剧烈运动

八、拔牙后能抽烟、喝酒吗?

拔牙后 1 周之内建议不要吸烟。香烟的烟雾中有大量有害物质，如焦油、尼古丁等，拔牙后吸烟，这些烟雾会存留在口腔黏膜、牙根及牙的表面，能溶解血凝块。一旦血凝块被溶解，拔牙伤口少了保护层会影响伤口愈合。此外，引起干槽症的主要原因是拔牙后创口的血凝块被溶解。干槽症是拔牙后的主要并发症，其主要症状是拔牙伤口剧烈疼痛，并向脸颊下方或耳部上方扩散。科学研究表明，吸烟者干槽症的发生率为不吸烟者的 5 倍。并且，香烟还可使牙龈等部位的小血管收缩，造成牙床及牙龈部位缺血，使组织的抗感染能力及修复损伤能力下降。

拔牙后 1 周之内建议不要喝酒。喝酒会使拔牙伤口的毛细血管充血、扩张、破裂，血管破裂会引起出血，加重疼痛，细菌进入破裂的血管会引起感染。为了预防伤口感染，通常会使用抗生素，这些药物可能在酒精的作用下产生药物不良反应，故拔牙后在服药期间尽量不要饮酒。

九、拔牙后会疼吗？如何预防和治疗？

拔牙后，请保持平和的心态，尽量不要说话，不进行剧烈运动或体力劳动，多休息，保持充足的睡眠，听一些轻音乐转移注意力，通过这些方法可减轻拔牙疼痛。

如果拔的牙齿比较简单，拔牙时间也很短，会有轻微的疼痛，就像手指被划破了的感觉，不需要处理。如果拔的牙齿比较复杂，特别是难度较大的智齿，或者拔除的牙齿数量较多，一般在拔牙后 6~8 小时会出现疼痛的高峰，持续 2 天左右。所以，拔牙术前可以预防性使用止痛药，术后继续服用，每隔 8 小时服用一次，饭后服用 3 天左右，疼痛基本缓解，即可停药。若拔牙 2~3 天后更疼了，请咨询医生。

十、拔牙后脸会肿多久？

拔牙术后的肿胀与体质和拔除的牙齿有关，因人而异。一般年轻女性，年龄 18~22 岁，皮肤比较白皙，肿胀会比较明显。面部肿胀是持续缓慢的，术后 1~2 天会有轻微肿胀，术后 3~4 天肿胀最明显，术后 5~7 天会慢慢消退，这时皮肤可能还会出现瘀青，通常会持续 1 周左右，属于机体正常反应，不必担心。若肿胀一直未消退，请咨询医生。

十一、如何预防和处理面部肿胀？

术前预防性短期使用小剂量的药物或术后即刻冰敷，使拔牙伤口的毛细血管收缩，可有效减轻术后肿胀。术后 48 小时转为热敷，热敷可以扩张血管促进血液循环，加速炎症以及瘀血的消退，促进肿胀部位较早恢复正常。

冰敷的方法：冰敷时勿将冰袋直接接触面部皮肤，防止冻伤皮肤。可先用毛巾将冰袋包好，冷敷于拔牙侧面颊部，或将冰袋将放入专用口罩内间歇性冷敷，先冰敷 20 分钟，停 20 分钟，再冰敷，再停，持续 24 小时（图 10-7）。

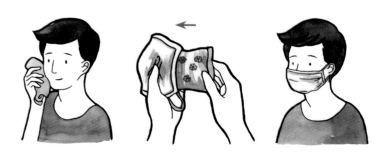

图 10-7 预防和处理脸部肿胀

十二、拔牙后伤口渗血正常吗？

拔牙术后 24 小时内伤口有少量渗血、口水中带有少量的血丝、在夜间休息时有少量的血性分泌物流到枕头上，都属正常现象。少量的渗血与大量口水混到一起，常会被误认为是出血。举一个简单的例子：一杯 200mL 的水，滴入一小滴红墨水后，满杯水都是红的。同样地，大量的口水里混入少量的血液，即会呈现满嘴是血的假象。请不要将正常的伤口渗血误认为是出血，更不必恐慌。若出血明显，请咨询医生。

十三、如何预防拔牙术后出血？

如果患有血液系统疾病或有出血倾向，拔牙后需观察 1~2 小时再离院。拔牙术后 24 小时内，有口水应尽量咽下去，不要把口水含在嘴里，更不要往外吐，越吐越容易出血。尽量避免吸烟及使用吸管，以免负压导致拔牙窝内血凝块脱落，引起拔牙术后出血。拔牙术后尽量避免剧烈运动，以防因血液循环加快或血凝块脱落引发拔牙术后出血，可以吃冰淇淋或含冰块以减少渗血，缓解不适。

十四、术后伤口渗血较多时如何自我护理？

渗血较多时的自我护理方法一：将云南白药粉撒在纱球上咬住可以止血；方法二：据报道，绿茶中含有鞣酸，有止血的效果。可将装有绿茶的小茶叶袋用开水浸泡 5 分钟，待冷却后把水分挤干净，放在伤口处咬紧止血（图 10-8）。

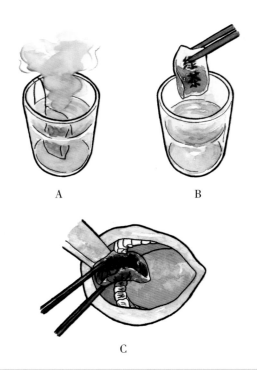

图 10-8　术后伤口渗血较多时的自我护理方法
A. 用开水浸泡绿茶　B. 待冷却后取出　C. 放在伤口处咬住

十五、拔牙后异常出血怎么处理？

如果拔牙伤口出现明显的出血或大块的血凝块脱落，流血不止，不用恐慌，要保持镇静，不要用舌尖舔或用手指触摸伤口，也不要将未经消毒的纸巾、棉花等塞入伤口，以免造成伤口感染。更不要反复漱口，使劲吐口水，应立即用清洁纱球、纱布或茶叶袋放在伤口处咬紧止血。家人应及时与手术医生联系或去医院就诊。

十六、拔牙后需要吃药吗？吃多久？

医生会根据每位患者的自身情况、拔牙的数量和难易程度来指导围术期的用药，一般有抗生素、消肿药和止痛药。

如果拔除的是简单牙，不需要吃药，必要时可用淡盐水漱口，保持口腔清洁卫生即可；如果拔除的牙齿比较复杂、时间较长，可预防性口服抗生素和止痛药；如果同时拔除多颗牙且手术时间长、创伤较大时，除术前口服止痛药外，还可预防性静脉使用抗生素和消肿药，术后根据病情改为口服抗生素和止痛药。

如果口腔患有急性感染性疾病（如冠周炎、牙周脓肿等）及严重糖尿病患者拔牙时，除术前预防性使用抗生素外，术后 3 天需继续使用抗生素，止痛药酌情使用。对于年老体弱（65 周岁以上、全身情况较差）或风湿性心脏病患者均应术前、术后使用抗生素。

十七、拔牙后多久拆线？

拔牙后缝合是一种保护创口的处理，可以有效减少拔牙后的多种并发症，如出血、疼痛和感染。缝合伤口常用的缝线有两种，一种是可吸收缝线，不需要拆线，一般 1 个月左右可以吸收；另一种缝线是丝线，为多股缝线，具有虹吸作用，容易使细菌渗入伤口内部进而引发感染，并且丝线的排斥反应比较大，时间过长会刺激创口，异物感比较明显，还会造成拆线困难。术后 3~7 天牙龈软组织基本愈合。如果小于 3 天，伤口还没有完全愈合，容易造成术区的再次出血。所以，拆线时间最好是术后 3~5 天，且最好不要超过 7 天。

（张林林）

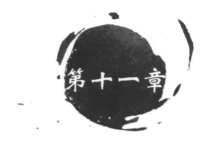

第十一章

拔牙创口的愈合及处理

一、拔牙后多久能形成血凝块?

拔牙后 15~30 分钟就会形成血凝块,所以一般建议将纱球咬紧 30~40 分钟,以利于血凝块的形成。但是,如果患有血液系统疾病、处于月经期或因其他疾病长期服用抗血栓药物,如阿司匹林、硫酸氢氯吡格雷,甚至抗凝血药物,如华法林等,拔牙窝内血凝块的形成时间就会推迟,并且与疾病的严重程度和用药情况相关。这种情况就应该根据病情的严重程度,适当增加咬纱球的时间。同时,口水里带血丝的时间也会延长。

二、拔牙后形成的血凝块有什么作用?

拔牙后形成的血凝块可以止血,还可以使拔牙窝形成封闭的环境,隔绝外界的食物、唾液和细菌对拔牙窝的刺激,减少感染和疼痛的概率,促进伤口愈合。

三、拔牙后 2~3 天伤口上覆盖了一层白色的薄膜，正常吗？需要处理吗？

拔牙后 2~3 天伤口表面覆盖白色薄膜是正常现象，是拔牙创口表面脱落的黏膜，就像皮肤伤口生长时会脱落痂皮一样，不需要处理。如果是黄色薄膜或者出现脓性分泌物就要注意了，可能是发生了感染，需要及时复诊处理伤口。

四、拔牙伤口多长时间能长好？

拔牙伤口的愈合是一个逐步进行的过程。在此过程中，出血逐渐减少直至停止，疼痛不断减轻直到消退，牙床伤口长平并可以镶牙。具体来讲，拔牙后，血液很快就能充满拔牙窝，15~30 分钟左右就形成了血凝块。如果血凝块能够得到良好保护，就不会再有明显出血了。24 小时后，拔牙窝里就会开始长新肉，大约 5~7 天血凝块就会完全被新肉替代，这时候就可以拆线了。一般牙拔除后 1~2 天后就不疼了，复杂牙和阻生牙拔除后疼痛时间会延长 1~2 天。如果拔牙后疼痛持续或时间明显延长（大于 5 天），可能与拔牙创伤、炎症感染以及是否遵守术后医嘱相关，建议及时联系医生寻求帮助。

一般来讲，拔牙后 5~8 天拔牙窝内就会开始长出新的骨头，1~2 个月后拔牙窝就会被新骨充填平整，但直到手术 3 个月后，新骨的硬度和强度才能达到正常。拔牙后牙槽窝的结构完全恢复正常通常需要 6 个月以上。如果是智齿拔除，恢复时间可能还会延长。

对于阻生牙，由于拔牙难度大、手术创面大、操作时间长，需要更长的时间才能不疼、不肿、不出血（图 11-1）。尤其要注意，如果阻生牙拔除 2~3 天后出现疼痛或疼痛明显加重，则有干槽症的可能，需要及时复诊治疗。

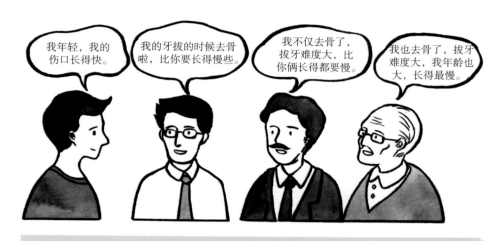

图 11-1　拔牙伤口的恢复时间

五、拔牙后伤口周围形成锐利的骨突或骨刺怎么办？

　　拔牙后由于牙槽骨周围不规则或牙槽骨折裂会出现骨突或骨刺。对于拔牙后出现的骨突或骨刺，可以先自行用手指轻轻按摩，每天坚持按摩 20 分钟，一般 1~2 周内骨突或骨刺就会吸收或平整。如果骨突或骨刺没有消失，或镶牙前检查有明显骨尖或骨突时，需要在拔牙后 1~2 个月内到医院就诊，由医生通过手术去除骨突或骨刺。

六、拔牙后多久可以镶牙？

　　拔牙后需要牙床恢复平整才能够镶牙。一般 1~2 个月后牙床表面的新肉就长平整了，可以做活动假牙。如果要做固定假牙，需要等 3 个月后拔牙窝内的新肉被有一定硬度和强度的新骨替代才能做（图 11-2）。种植牙需要经过 CBCT 检查后，根据自身骨头形成情况再制订计划。

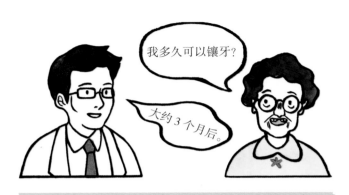

图 11-2　拔牙后的镶牙时间

七、拔牙后牙槽骨为什么会吸收？

牙槽骨在平常状态下是一边新生，一边吸收，处于平衡状态。吃东西会刺激牙槽骨，维持其新生和吸收的平衡。拔牙后，失去刺激因素，不能调节平衡，就会出现牙槽骨的吸收。

八、为什么有些人拔牙后还需要拍牙片？

有些牙齿的拔除难度大，如阻生牙、根管治疗的后牙等，拔牙过程中牙冠和牙根大都是一块块掉下来，或者牙根折断余留牙碎片，无法判断是否把牙拔干净时，需要拍牙片确认（图 11-3）。

九、为什么有的拔牙创内需要填充材料？

通常情况下，拔牙后不需要填充任何材料，但在以下几种情况下需要。出血较多或创面较大，有凝血障碍、高血压等系统性疾病，一次拔除多颗牙，不方便咬棉花止血，或因年老体弱不能自行严格遵守医嘱等时，需要估计出血量的多少，选择填充可以吸收或者不可以吸收的止血药物或材料。对拔牙

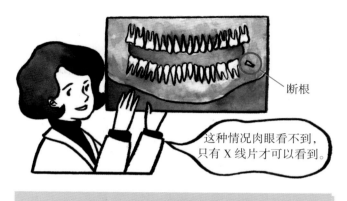

断根

这种情况肉眼看不到，只有X线片才可以看到。

图 11-3　拔牙后还需拍牙片的情况

创较大、害怕或恐惧疼痛，以及拔牙后干槽症导致明显疼痛时，需要根据疼痛的严重程度，选择填充可吸收或者不可吸收的止痛药物或材料。在拔除离上颌窦较近的上颌后牙时，也需要填充材料，防止上颌窦与口腔交通的可能。对于拔牙后可能发生牙槽骨吸收，不利于后期修复，特别是不利于后期种植时，需要在骨头条件差或预期条件差的地方填充生物材料，包括自体骨或血液中提取的有助于骨生长的物质、经过处理的动物骨头和人工合成的生物材料，让骨头的高度和宽度不会明显减少，以利于后期镶牙（图11-4）。

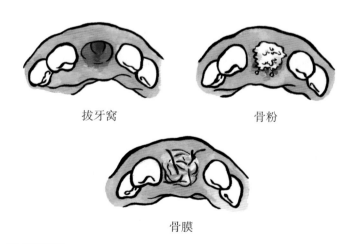

拔牙窝

骨粉

骨膜

图 11-4　拔牙窝骨头条件不好、骨量不够，需要充填植骨材料

十、拔牙创充填材料有哪几类？

拔牙创充填材料主要分为以下四类：①可吸收或不可吸收的止血药物或材料，如可吸收性明胶海绵、可吸收胶原塞、不可吸收的碘仿纱条等；②可吸收或不可吸收的止痛药物或材料，如干槽糊剂、碘仿纱条等；③防止上颌窦与口腔交通的材料，如可吸收胶原塞；④保留牙床骨头高度和宽度的充填材料，包括自体骨或血液中提取的有助于骨生长的物质、经过处理的动物骨头和人工合成的生物材料，如富血小板纤维蛋白、含有高度浓缩生长因子的血纤维蛋白等。

十一、什么是位点保存？

拔牙位点保存是指由于拔牙后的骨头预期形成效果较差，通过在拔牙窝内一次或分次填充自体骨或血液中提取的有助于骨生长的物质，以及人工合成的生物材料，以保留骨头的高度和宽度。

举个简单的例子，就像拔萝卜后地上的坑，如果不管的话需要很久才能自动填平。如果想再种萝卜的话，需要先用土填满坑。但是，刚填的土没有原来的土质实在，需要经过一段时间等松土慢慢变实后才能种萝卜。有些坑即使经过填土，土质条件仍然不够，就需要在种萝卜时继续填土。

（侯　锐）

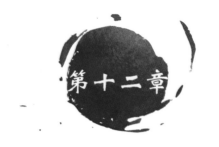

第十二章

拔牙后的不适症状及处理

一、什么是手术并发症?

外科手术俗称"开刀",是指医生使用适当的医疗器械,例如大家耳熟能详的手术刀、缝合针等在人身体的某个部位进行切除、缝合等操作,以去除病变或者不健康的组织器官,从而维持患者的健康。虽然手术的最终目的是维持患者的整体健康,但是任何手术对机体都会造成创伤。创伤的大小和手术本身的大小以及手术方式有关,手术后伤口经过一段时间修复会长好。手术之前医生会详细向患者或其家属交待手术相关的风险和并发症。

简单地说,并发症就是与治疗目的无关的损伤,但是这种损伤是客观存在的。一般来说,手术并发症可以分为两种,一种是不可避免的,如手术瘢痕;另一种是在治疗过程中具有不确定性,需要尽可能避免发生的,例如伤口的感染等。

拔牙是医生通过外科手术的方法将坏牙去除,维护患者口腔健康的治疗措施,也会有伤口。因此,在拔牙手术以及拔牙后伤口的愈合过程中会出现程度不一的不适感或症状，称为拔牙并发症。

二、拔牙后为什么口水中会有血丝?

　　牙齿分为牙冠和牙根两部分，是一个整体，牙冠与牙根交接的部位称为牙颈部。肉眼能看到的牙齿是牙冠部分，看不到的部分是牙根。牙根长在结实的牙槽骨里，通过牙槽骨对牙根的包绕使其不松动，且能够咀嚼食物。实际上，牙根与牙槽骨之间并不是完全没有界限，二者之间还存在着一个约 0.2mm左右的"缝隙"，这个"缝隙"内是连着牙根和牙槽骨的牙周膜（在种植牙周围没有牙周膜）。在牙颈部还有附着其一圈的肉眼可见的粉红色的牙龈。

　　牙齿要被拔出来的话，附着的牙龈要被分离开，牙周膜要离断，包绕牙根的牙槽骨或多或少会扩大并让出一个空间通道，从而使牙齿得以被拔除。牙齿被拔出后，牙槽骨会渗血填充牙槽窝，也就是原来牙根占据的空间。拔牙后医生让患者咬的纱球就是让血充满牙槽窝后形成血凝块来止血，使伤口不再继续出血（图 12-1）。这个伤口的血凝块与身体其他部位的伤口不一样，是在有唾液的口腔环境里浸泡的。因此，在拔牙后 1~2 天，由于唾液对血凝块表面的冲刷，会使口水中混合着一些血丝（图 12-2），这

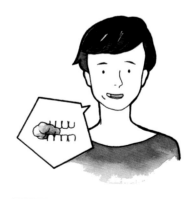

图 12-1　拔牙后需咬纱球止血

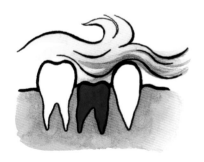

图 12-2　血凝块被唾液冲刷，导致口水中有血丝

是正常的术后反应。如果在短时间内就有血块或者鲜血流出，再次紧咬备用的纱球半小时后仍然不解决问题的话，就是拔牙后出血，需要回医院处理。

三、拔牙后伤口为什么很疼？

拔牙过程中，牙床（牙槽骨和口腔黏膜）会受到一定的创伤，而机体的组织细胞在受到创伤后会产生代谢分解产物以及一些炎症因子，刺激神经末梢从而引起疼痛（图12-3）。就像俗语讲的"在伤口上撒盐"，会使人感到疼痛，只不过这些洒在伤口上的"盐"并非外来物质，而是细胞本身产生的，也不是真正的"盐"，而仅仅是一些能导致炎性反应的分子。在伤口的愈合过程中，疼痛其实是一种保护

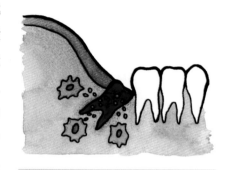

图12-3　拔牙后细胞分泌炎症因子

反应，提醒人体注意受伤部位的保护，以促进伤口的愈合，一般称之为术后反应性疼痛。

牙拔除术后的疼痛因人而异，与个体对疼痛的敏感性有关。拔同样的牙，有人可能觉得疼痛难忍，有人却觉得不怎么疼。此外，疼痛还因手术创伤的大小而异。一般牙拔除术后，常仅有轻微疼痛，通常不需要吃止痛药。但是，对于创伤较大的拔牙术，特别是下颌横着、斜着长的阻生智齿拔除后，常会出现明显的疼痛。疼痛一般在手术当天晚上表现突出，第2~3天逐渐减轻至无痛，因此术后需要口服一两天的镇痛药物。如果拔牙术后第3天，本来逐渐不痛的伤口反而疼痛难忍，则不是术后反应性疼痛了。这样的伤口愈合一定出现了其他需要处理的异常现象，例如伤口感染或者发生了干槽症。

四、为什么我拔牙后脸会肿，别人却不肿？

简单的牙齿拔除术，例如拔除成年人因为牙周病而松动的牙、孩子换牙期间需要替换的乳牙等，手术创伤仅局限在牙槽窝表浅部分，几乎没有牙槽骨的扩大或者挤压性损伤，术后反应十分轻微。

术后明显肿胀反应多发生在创伤大的拔牙手术，特别是牙龈组织翻瓣去骨术后。一般发生在下颌阻生牙拔除术后，出现在面部下方，下颌骨外侧前部（图12-4），也可位于舌侧。术后肿胀在72小时内肿胀明显，之后逐渐减退。术后冷敷可减轻肿胀。肿胀的特点是松软而有弹性的膨隆，手指可捏起皮肤。如果是因为伤口渗血量大时，血液流入组织间隙的低位水平形成血肿，则肿胀的地方摸起来质地坚硬，吸收缓慢，最长时间的血肿吸收需要2~3个月。就像足球比赛时被人踢了小腿前面的骨头，形成质地坚硬的血肿，开始摸起来很疼，2~3天后疼痛消失了但包块仍然存在，需要2~3个月的时间待血肿吸收后，包块才会随之消失。

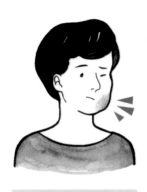

图 12-4　拔牙后脸肿

五、拔牙几天后为什么面部皮肤出现了局部青紫？

复杂牙齿的拔除，操作比较复杂，例如没有长出来的埋藏在骨头里的智齿，由于手术需要暴露牙齿，医生必须在牙龈上做个小切口并把覆盖在牙槽骨上的软组织翻开，进一步把包绕牙齿的骨头磨出一个适当大小的窗口，才能见到要拔掉的埋伏牙。然后，再想办法将牙齿分成小块取出，目的是尽可能少磨骨头。将牙齿拔出后，复位翻开的软组织并缝合，手术结束后嘱患者咬纱球止血。

　　虽然手术结束了，但是拔牙后原来牙齿占据的地方变成了空腔，里面会渗血。有时候血液会慢慢侵入邻近组织间隙中，特别是皮下，出现青紫色的瘀斑，一般在手术后 2~3 天出现。就像生活中不小心磕碰到身体某个地方，肿痛，出现青紫色瘀斑一样。拔牙后的瘀斑多出现于下颌骨的前下部分（图 12-5），医学术语称为前颏部，可向下颌下区甚至颈部蔓延。瘀斑一般不用特殊处理，几天后当皮下渗血被吸收后就会恢复到正常的皮肤颜色了。

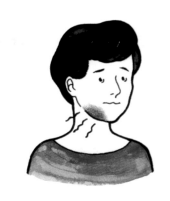

图 12-5　拔牙后面部出现青紫

六、拔牙会损伤神经导致面瘫吗？

　　拔牙时，人们经常会问医生，听说拔牙会伤到神经，那我以后面瘫了怎么办？其实，这是大家多虑了。面瘫是指面部的表情肌不能运动或者运动功能下降表现出面部没有表情，经常是一侧口角歪斜、眼睑不能闭合等。面部表情肌受面神经的支配（图 12-6），只有在面神经功能出现问题后才会导致面瘫。支配牙齿感觉的神经是三叉神经（图 12-7），拔牙手术麻醉的是三

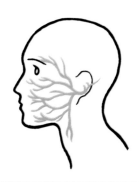

图 12-6　面神经由脸颊处伸出，分布于面部肌肉

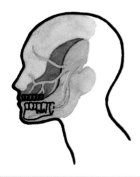

图 12-7　三叉神经分为上、中、下三支，分别负责面部上（蓝色）、中（紫红色）、下（绿色）不同部位的感觉

叉神经，与某些牙齿的牙根空间上关系密切的也是三叉神经。三叉神经离面
神经较远，拔牙不会伤到面神经导致面瘫。

有的患者在拔牙打完局麻药后，口角确实觉得运动不自如，一般是由
于局麻药物的渗透性，在麻醉支配牙齿神经的同时，将面神经的一处分支
（下颌缘支）也麻醉了。随着麻药的吸收，麻醉效果消失后就会恢复正常运
动功能。

七、为什么有的人拔牙后会出现下唇麻木？

下颌牙拔牙手术结束之后，随着局麻药物的吸收代谢，下嘴唇的麻木
感会逐渐恢复至麻醉之前的正常状态。如果在麻醉效果消失之后仍然感
觉到下唇麻木，说明支配下唇感觉的神经受到了一定程度的损伤。这种
状况的出现一般发生在拔除下颌智齿的时候，表现为拔牙侧的下嘴唇、牙
龈麻木，牙齿感觉迟钝。发生的原因主要是下颌智齿的牙根紧挨着下牙
槽神经（图 12-8），在牙齿松动脱
位时牙根尖对神经的摩擦造成的，
或者是在麻醉神经的时候针尖刺
伤了神经干的一部分。由于神经
十分"娇嫩"，在受到外界损伤后
即可表现出相应的功能障碍。多
数情况下，下嘴唇的麻木可以在
3 个月至半年慢慢恢复，有时甚至
1 年才能恢复，极少数情况下也可
能不能完全恢复。

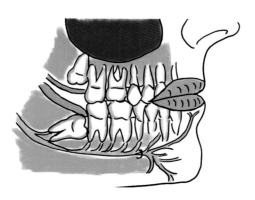

图 12-8 下颌智齿距离下牙槽神经（黄
色线条）很近，在牙拔除过程中容易损伤

八、拔完下颌牙齿局麻药效果消退后，半侧舌头仍然麻木是怎么回事？

下颌牙舌侧的牙龈及口底的黏膜等软组织的感觉是受舌神经支配的（图 12-9），因此拔下颌牙时，需要麻醉舌神经。舌神经同时负责同侧半边舌前 2/3 的感觉（图 12-10），包括味觉。局麻效果消退后，舌的感觉会恢复正常。如果此时仍然感到半侧舌麻木，说明舌神经受到了一定的损伤，有两种情况：一种是在拔除下颌埋伏智齿时，手术复杂。智齿的舌侧软组织就是舌神经通过的地方，距离牙齿很近，容易被误伤。随着微创拔牙技术的改进，这种误伤的概率明显降低。另一种是在麻醉舌神经时，针尖对舌神经的机械刺伤所致。医生在局麻操作时，按照解剖标志进行注射，但是肉眼并不能看到舌神经，就像平时在臀部肌肉上打针，医生也看不到肌肉一样。这种损伤目前还没有很好的方法可以避免。

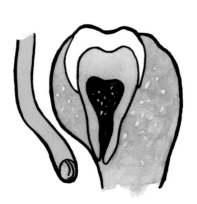

图 12-9　舌神经（左侧黄色）与下颌智齿关系密切

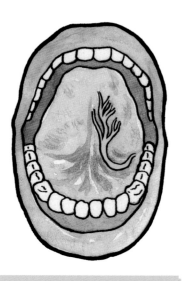

图 12-10　舌神经（黄色线条）分布于舌前部 2/3 的区域

舌神经损伤后，刚开始会觉得半侧舌麻木，一般患者会以为是整个半侧舌麻木，实际上只是半侧舌前 2/3 的区域麻木，伴有更小区域的味觉障碍。随着时间的推移，麻木感可能会演变为烧灼感。通常情况下，舌神经损伤会缓慢恢复。

九、拔牙后嘴角为什么会破溃？多久能恢复？

拔牙手术操作都是在大张口的情况下进行的。在拔除后面的大牙时，尤其是拔除阻生智齿或阻生在骨头里的其他牙齿时，医生需要更大的操作空间才能看到被拔的牙齿，还要使用不同的器械来实施手术。因为人的张口度是有限的，在尽力张嘴的情况下，有时也不能达到手术操作需要的视野，此时医生需要使用合适的器械将口角牵拉开（图 12-11）。整个手术过程中口角的黏膜和部分皮肤是被器械压迫着的，组织在被压迫的时候往往会减少血液的流动。同时，器械的机械摩擦也增加了皮肤黏膜的受

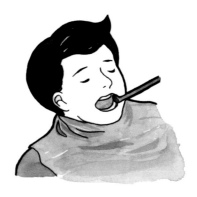

图 12-11　拔牙过程中难免需要牵拉口角

损。就像生活中穿新皮鞋会磨破脚部皮肤一样，有些拔牙手术后嘴角会破溃。尽管有一定难度的拔牙手术在操作前，医生或者护士会给患者的嘴唇周围抹一些润滑剂，例如凡士林膏、唇膏或者眼膏等来减少摩擦损伤，但仍不能完全避免。

嘴角的破溃有时在拔牙手术结束时就出现了，多发生在那些张口度小的患者，或者在干燥季节口角本来就容易皲裂的患者。有时破溃是在拔牙后第二天或第三天出现。口角破溃后患者会感觉到疼痛，张口时加重，局部涂抹眼膏待其慢慢修复即可，一般 7~10 天方能痊愈。

十、什么叫拔牙后出血？回家后拔牙伤口一直流血怎么办？

拔牙后，医生会检查伤口是否有明显出血。在确定没有出血的前提下，会嘱咐患者咬紧止血纱球30~40分钟，同时会给患者几个备用的止血纱球。拔牙后出血是指在拔牙当日，取出止血纱球后或者患者已经回家后，牙槽窝出血仍未停止，更换备用纱球再次紧咬半小时，取出纱球后仍有明显的血液流出（图12-12），或者每隔半小时能从口里吐出血块来。

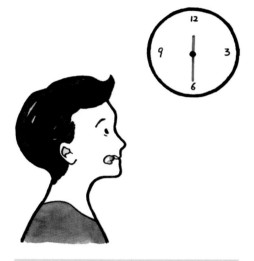

图12-12 回家后拔牙伤口仍旧出血，更换纱球，再咬30分钟还不能止血，则需要回医院处理

拔牙后出血常为局部因素或护理不当引起，少数为全身因素。全身因素引起的出血，理论上只要患者在术前如实告知医生自己的相关情况，医生会综合分析决定是否拔牙，如果决定拔牙对可能引起出血的疾病也会采取措施来预防。常见的局部因素有牙槽窝内残留炎性肉芽组织、软组织撕裂、牙槽内小血管破裂等。这些引发出血的因素在患者离开医院之前并没有表现出来。此外，牙槽窝内的血凝块没有得到很好的保护而脱落，也会引起出血。

有术后出血的患者因血液与大量唾液混合，常会误以为出血量很多而产生紧张情绪。局部检查常见有松软血凝块突出于牙槽窝的表面，并可见有持续性或间断性的出血，需要回医院处理。处理后应观察30分钟以上，确认无出血后再离开医院。

十一、拔牙后为什么会嗓子疼？

拔牙后嗓子疼一般是因拔牙后舌侧组织急性感染所致。主要发生在下颌阻生智齿拔除后，特别是急性炎症期拔牙选择不当时。拔牙后急性感染会引起颌面部间隙感染，尤其是咽峡前间隙感染。咽峡前间隙位于下颌智齿的舌侧下后方，是疏松的黏膜下间隙，其感染的主要症状是开口受限和吞咽疼痛。因位置隐蔽，常被当作术后反应而误诊，使病情久拖不愈。对术后开口受限严重伴吞咽痛者，应注意检查。如发生咽峡前间隙感染，下颌角内侧有明显压痛。强行张口后，口内检查智齿的舌侧下后方红肿，有明显压痛，穿刺可有脓。需要切开脓腔引流脓液，同时使用抗生素治疗。

十二、拔牙后为什么口腔里会起溃疡？

有些人在拔牙手术后 3~4 天，拔牙伤口的疼痛逐渐消退的时候，觉得伤口本身不怎么痛了，但是伤口周围或者打麻药的地方出现疼痛，自己照镜子或者医生检查的时候会发现一个或几个大小不等的口腔溃疡，疼痛明显，影响进食。小溃疡直径 2~3mm。有些黏膜溃疡面积较大，周围边界不规整，最大直径可能达到 6~7mm。这主要是因为有些复杂牙齿拔除时需要翻瓣，组织长时间受牵拉或压迫造成的。此外，局麻药物注射后，注射区的黏膜也会发生溃疡，多出现在黏膜比较薄的地方，例如下颌牙的舌侧黏膜、上颌牙的腭部黏膜。拔牙后的溃疡一般会在 10 天左右愈合，不需要特殊处理。

十三、拔牙后伤口感染是怎么回事？

常规拔牙术后 4~5 天如果患者有拔牙创口疼痛不适，检查可见创口愈合不良、红肿充血，甚至有脓液流出，这是伤口感染的征象。口腔是细菌种类与数量颇多的环境，拔牙后形成的血凝块里如果有细菌滋生则会造成伤口的感染。虽然拔牙术后伤口感染的发生率并不高，但如果患者术后休息不好、全身免疫功能不健全或者愈合能力差，例如血糖控制不佳的糖尿病患者、口服免疫抑制剂或者激素的患者，容易出现拔牙后伤口的感染。此外，拔除完全埋藏的下颌智齿，伤口初期愈合良好，但是在术后 3 周前后几天，本来觉得已经愈合的拔牙伤口区域突然肿胀疼痛，临床检查发现是伤口感染，大多与拔牙创内有食物残渣进入又不能清洁有关。出现拔牙伤口感染后，必须回医院处理。

十四、有些人拔牙后为什么会发烧？

拔牙后，少数患者在手术当天下午或者晚上，甚至是第二天早上出现低热，体温一般不会超过 38℃。有些是拔除智齿的成年患者，也可见于青少年正畸拔牙。也就是说，术后发热与牙拔除术的难易程度不相关。目前对拔牙术后低热的医学解释是一过性的细菌入血造成的。由于口腔是一个细菌种类和数量很多的湿润环境，即使术前再怎么漱口和消毒也达不到完全没有细菌存在的状态。口腔内的细菌可能会通过拔牙伤口进入血液循环，引起机体的免疫反应，导致发热。患者遇到这种情况大可不必惊慌和紧张，这是机体的正常反应。从拔牙创口进入血液循环的细菌量对于机体功能正常的人不会造成不良影响。当然，术后还是需要多休息，如拔牙创伤较大，最好预防性使用抗生素。

十五、干槽症是怎么回事？发生了干槽症怎么办？

干槽症的诊断标准为：拔牙后 2~3 天出现剧烈疼痛，并可向耳颞部、下颌区或头顶部放射，一般镇痛药物不能止痛。拔牙窝内可空虚，或有腐败变性的血凝块，腐臭味强烈。干槽症最多见于下颌后牙拔除后，发生率依次为下颌第三磨牙、下颌第一磨牙、下颌第二磨牙，其他牙少见，前牙发生率最低。干槽症的病因尚不明确，目前认为干槽症的病因是多因素综合作用的结果。正是因为病因不明，所以无法预防。由于疼痛会迁延数日，给患者带来很大痛苦，所以需要回医院复诊处理。

十六、拔牙后为什么面颈部皮肤会肿胀并且有捻发音？

手术过程中或者手术后气体进入了面颈部组织，医学术语称为皮下气肿。其发生原因可能由于使用高速涡轮机时，喷射的气流使气体进入组织，或者术后患者反复漱口、咳嗽或吹奏乐器，使口腔内不断发生正负气压变化，使气体进入创口导致的。皮下气肿主要表现为局部肿胀，无压痛，可有捻发音，或者像穿着皮靴走在较厚的积雪上的踏雪声。多见于颊部、下颌下及颏部。为预防其发生，术后患者应避免鼓气等造成口腔压力增大的动作。皮下气肿发生后不必紧张，也不必特殊处理，3~4 天后就会吸收消退。

十七、拔牙影响张口吗？

一般简单牙齿的拔除创伤小、时间短，基本上不会对患者张口有影响。但是，有些复杂牙齿的拔除，术中会要求患者大张口，时间较长，特别难拔的牙齿操作时间可能要半小时以上。其实，即使不拔牙，只是单纯张大嘴巴半小时，也会不舒服。这是因为不仅肌肉会疲劳，而且负责张闭口的颞下颌关节韧带也会疲劳。因此，部分患者会在拔牙后出现张口限制的情况。如果拔除智齿后伤口疼痛也会影响张口，这是因为拔除智齿的手术区域在张口活动范围之内。明显的开口受限可用热敷或理疗的方法帮助恢复正常开口度。此外，嘴角破溃也会影响张口度。

以上张口受限的情况会随着时间的推移，大约 2 周左右逐渐康复，恢复正常。除非患者在拔牙手术之前就存在颞下颌关节疾病，拔牙后关节不适会加重，恢复也会缓慢一些。此外，还有一些患者拔智齿后因肿胀严重也会影响张口，只有等肿胀消退后才会恢复正常张口。

十八、拔上颌牙后，喝水为什么老从鼻子里流出来？

拔完上颌后牙，如果发现喝水时水从一侧鼻子里流出来，说明发生了口腔上颌窦穿通。口腔上颌窦穿通多发生在拔除有病变的上颌后牙，而且是有低位上颌窦存在时，牙根尖本身就处于窦底甚至窦内的位置（图 12-13）。当有慢性炎症时，分隔上颌窦底和牙根之间的骨板可被吸收破坏，导致根尖周炎性组织与窦底黏膜发生粘连。拔牙的同时，粘连的上颌窦底黏膜可随牙齿一并带出，从而出现窦底黏膜的破孔，发生口腔上颌窦穿通。此外，位置极低的上颌窦，牙根周围的骨板非常薄弱，如果有粘连，拔牙时也可能将骨板连同窦底黏膜带出，形成穿孔。

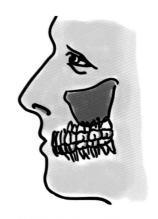

图 12-13　上颌后牙牙根距离上颌窦很近

口腔上颌窦穿通属于拔牙术的并发症之一。一旦出现，通常医生会根据具体情况采取相应的措施。小的破口无需处理，可自行愈合。较大的破口，可立即通过填塞方式堵塞漏口，待其自然愈合。如果有明显的上颌窦内炎症，可能会形成口腔上颌窦瘘，此时须待炎症改善后再行修补。

无论是哪种处理方式，术后除了遵从常规术后注意事项外，还应预防感染，不要舔牙窝、使用吸管、吸烟、擤鼻涕，打喷嚏等，否则会不利于伤口愈合。

十九、拔完牙十多天了，为什么伤口突然出血了？

拔牙后十多天，理论上伤口已经初步愈合了，但是在极小可能性的情况下，个别患者的拔牙创口突然出血。以下两种情况会导致这种迟发性的出血：一种是患者进食时没有注意保护伤口，进食太硬的食物，导致食物机械性挫伤伤口，造成出血；另一种是伤口发生了感染，炎性物质损伤了创口区域的小血管，造成出血。不管是何种原因造成拔牙后的迟发性出血，出血量一般都不会多。此时，患者可以口含冰块止血，然后到医院复诊处理。

二十、拔牙对咬合力有影响吗？

拔牙伤口完全愈合之后，对咬合力是没有影响的。由于拔牙伤口的存在，术后几天之内需要保护伤口，医生会嘱咐患者尽量用没有拔牙的那一侧牙齿咀嚼食物，且不能咀嚼太硬太烫的食物。部分患者待伤口初步愈合之后还是不敢用拔牙侧牙齿咀嚼食物，这势必会造成咬合力降低。其实，在拔牙伤口初步愈合后，大概 1 周的时间，就可以正常进食了。

有一种特殊情况是拔除下颌阻生智齿，比如那些横着长的、紧抵着前面牙齿（第二磨牙）的智齿拔除后，第二磨牙的牙根会有一部分暴露在伤口之中。在拔牙伤口愈合过程中，患者可能会觉得拔牙侧的磨牙咀嚼不得力，这种情况可能会维持 1~2 个月。如果第二磨牙在拔智齿之前本来就已经松动了，咀嚼力肯定会受到一定的影响。

（潘　剑）

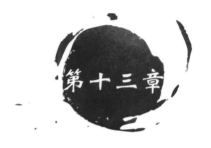

第十三章

有关拔牙的其他问题

一、好的牙齿为什么也要拔掉呢？

古语说："身体发肤，受之父母。"要拔除没有保留价值的牙齿已经是很无奈的选择了，为什么好的牙齿，让正畸科医生看过，也要拔呢？那不是有很大缝隙吗？很多人对此都很不解。其实，不用担心，正畸科医生是因为牙齿太拥挤，需要拔掉牙齿提供间隙等原因，才会建议拔除。正畸科医生可以通过矫治手段很好地解决该问题。因为牙根与容纳牙根的牙槽骨中间是有间隙的，医学上称为牙周膜。正因为这层膜的存在，牙根才可以像脚在地面走路一样，能够在牙槽骨里移动。正常牙周膜是正畸移动的必要条件，最终排齐牙齿并顺利把拔牙后的间隙关闭。

二、为什么拔完智齿有时会咬到脸颊？

如果拔除智齿后，出现咬脸颊的情况，甚至脸颊红肿还得去口腔黏膜科就诊，这时要警惕是否是由对殆智齿没拔除引起的。很多人觉得对殆智齿位置似乎较正，拔除可惜了。其实，对殆智齿的存在对咀嚼功能没有帮助，反而容易伸长，伸长后容易在咀嚼中碰到脸颊。并且，由于没有咬合，牙齿容易堆积食物残渣，也会出现食物嵌塞，使邻牙容易龋坏。因此，医生一般建议上、下颌智齿成对拔除，避免后患。

三、智齿离神经管近，拔牙风险高，怎么办？

有些智齿，牙根位于神经管内或牙根和神经管完全交通。拔牙时可能会暂时损伤神经，导致下唇麻木，这种损伤恢复时间长，有时甚至长达 1 年以上。对于一些特殊职业人士，如厨师、乐手等，这种拔牙风险会对其职业造成影响，此时可以选择正畸牵引拔牙。

正畸牵引治疗能有效防止神经损伤问题。正畸科医生可以通过矫治力慢慢移动智齿，使牙根逐渐脱离与下颌神经管的接触。并且，牙齿经过矫治加力后，变得松动，使困难牙的拔除变得容易。此外，智齿邻牙牙根之前由于有智齿顶着，往往缺乏足够的骨质包绕。通过智齿牵引治疗，也能慢慢有新的骨质包绕，最终使邻牙变得更健康。正畸牵引治疗可谓"一箭三雕"。当然，这种治疗的具体操作比单纯拔牙要繁琐得多。首先，需要先切开牙龈，并去除牙齿周围包绕的部分骨质，才能露出埋伏牙的"庐山真面目"。然后，在牙冠上粘牵引的工具，同时以其他牙齿为加力的支持单位实施牵引。一般采用两步法，先将智齿后推直立，然后对其施加向咬合面方向的力，最终完成牵引（图 13-1）。但是，这种方法也存在一定的缺点：需要多学科交叉治疗；治疗时间长、费用高；牵引周期较长，通常为 2~8 周；牵引工具会引起患者不适等。

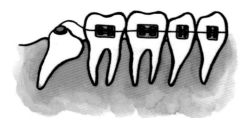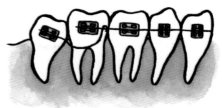

A   B

图 13-1　正畸方法扶正前倾阻生智齿
A.智齿近中倾斜　B.扶正智齿

四、除了正畸牵引拔牙，还有其他可以完全防止下牙槽神经损伤的拔牙方法吗？

　　除正畸牵引拔牙外，还有截冠拔牙法。具体的操作方法是：切开牙龈，暴露牙冠并截去牙冠，修整截面，缝合切口。截冠拔牙后，理想的状态是牙根无症状地保存在骨组织中，若出现牙根上移，可行二次手术拔除。此时牙根已远离神经，不会造成神经损伤。截冠拔牙与牵引拔牙比较，操作更为简便，但也存在明显缺点：截冠后牙髓暴露，增加牙髓感染的概率，残留牙根可能成为感染灶；智齿须为牙髓健康且无周围组织炎症的牙齿；不适用于水平阻生及倒置阻生的智齿。医生会根据您的经济能力、具体情况，医疗条件，临床经验等综合因素制订合理的治疗计划。

五、为什么拔完牙医生还让我去看补牙的医生？

　　这种情况多为智齿阻生，特别是前倾阻生或水平位阻生，顶在第二磨牙后面，两颗牙之间经常会有食物残渣堆积并有细菌繁殖，细菌代谢后产生的酸性物质将第二磨牙与智齿接触的牙面腐蚀，形成龋坏（图 13-2）。龋

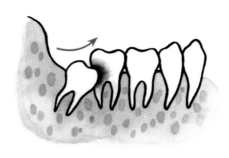

图 13-2 智齿导致前面的第二磨牙
发生龋坏

洞向牙齿深部发展还会侵犯牙齿内部的牙髓组织，造成牙髓的炎症和疼痛（牙神经发炎），严重者牙龈处还会流脓。此外，牙列很拥挤，甚至有些牙齿长得重叠了，由于这些部位容易堆积食物，也是刷牙的死角，很容易发生接触处龋坏。因此，拔完患牙，还需要去牙体牙髓科补邻牙。

六、拔除智齿后为什么前面的牙会敏感且刷牙出血？

下颌智齿，特别是前倾阻生时，前面的牙（下颌第二磨牙）远中骨质容易丧失（图 13-3）。由于最后一颗牙的远中面最不易清洁，容易堆积细菌，导致炎症，使牙龈组织退缩或形成深的牙周袋。牙龈退缩往往使牙根暴露，遇冷、热、酸、甜或摩擦时引起酸痛症状，也就是牙齿过敏。刷牙出血与牙周炎症、牙周袋密切相关。正常牙龈是紧贴牙面的，两者之间有一个潜在间隙，深度为 1~3mm。如果牙龈有炎症会加深这个间隙，若这一深度达

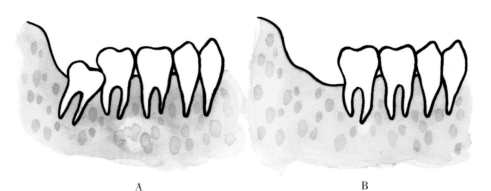

A

B

图 13-3　邻近智齿的第二磨牙远中根牙槽骨缺损
A.拔牙前　B.拔牙后 1 年

到 3mm 以上，称为牙周袋。存在牙周袋的患者需要到牙周科接受专业治疗，以减轻牙周袋深度。

　　以上情况通常发生于年龄较大的患者（28 岁以上）。为了防止这种情况，医生通常会建议在 25 岁之前拔除智齿。如拔牙后出现以上症状，在拔除智齿的同时，可于第二磨牙远中放入植骨材料，让材料充填骨缺损的位置，恢复牙槽骨的高度，利于牙龈重新贴于牙齿的正确位置，减少牙周袋的形成（图 13-4）。

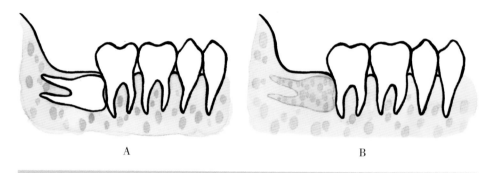

A　　　　　　　　　　　　B

图 13-4　智齿拔除后即刻植骨可保存第二磨牙远中牙槽骨
A. 拔牙前　B. 拔牙后 1 年

七、拔牙后的间隙如何修复？

　　拔牙后的间隙有四种修复方法，每种方法各有优势，可以根据剩余牙齿及牙槽骨的条件、全身健康状况、经济承受能力以及所看重的方面进行综合考虑。

　　1. 固定义齿修复　固定义齿修复就是镶牙，是先将缺牙间隙两侧的牙齿磨小，做牙冠，并与缺牙区的义齿连为一个整体，然后粘接在缺牙间隙两侧磨小的牙齿上。就像架一座桥，一边一个小墩子，中间是桥面，所以固定义齿也叫固定桥。固定修复的优点：舒适，没有异物感；方便，不需要每日摘戴；咀嚼效率高；美观。缺点：需要大量磨除两侧的邻牙，当两侧牙齿为活髓牙时，有较高的露髓风险，尤其是年轻人，露髓后需要行根管治疗。固定义齿修复时，缺失牙承载的咬合力完全是由两侧做牙冠的牙齿来分担。因此，固定义齿修复仅限于缺失牙齿较少，且缺牙部位两侧牙齿足够坚固的情况。

2. 活动义齿修复　活动义齿修复就是镶一个可以摘下来的义齿，有一个托，专业术语叫基托，还有几个钩子，专业术语叫卡环，用来增加受力面积、固定义齿等。活动义齿修复使用范围最广，一颗牙缺失、所有牙齿缺失都适用，其他方法不能采用时也都可以考虑活动义齿修复。活动义齿修复的优点：只需磨除很少的邻牙，不需要手术，相对价格较便宜。缺点：不够舒适，异物感强；不方便，每天需要摘下来清洗，并且常有义齿丢失的情况发生；露金属卡环，不美观，咀嚼效率相对较低。尤其是缺失牙齿多，甚至全部缺失，牙槽嵴萎缩严重，其他方法不能采用的情况下，虽然用活动义齿可以修复，但固位力差及恢复咀嚼功能非常有限。

3. 固定-活动联合修复　固定-活动联合修复比较接近于活动义齿修复，也有一个基托，它和活动义齿修复最大的差异在于利用口内剩余的一些牙齿或牙根做一些固定义齿的装置。用这种方法可以使一些条件稍差的牙齿或牙根充分发挥作用，减少卡环或者不用卡环以保证美观，增强固位力等。

4. 种植义齿修复　种植义齿修复是在缺牙部位的牙槽骨中植入人工牙根，待人工牙根与牙槽骨结合稳固后，在牙槽骨上制作人工牙冠，恢复缺失牙的形态和功能。种植牙有稳固的牙根，不需要口腔内的余留牙提供任何支持，是目前所有义齿中与天然牙最接近，仿生度最高的一种，因而被称为人类的"第三副牙齿"。它的优点是舒适、美观、方便、咀嚼效率高、不需要磨除邻牙等。但是，种植牙修复的整个周期较长，需要等待种植体与牙槽骨之间完成骨结合，对患者身体健康状况有较高的要求。此外，费用也较高。

八、正畸治疗过程中的拔牙间隙很难看，怎么办？

成人要参加各种社会活动，前牙区缺牙后的间隙对美观及发音均有较大影响，而拔牙间隙的关闭需要一定时间。此时，成人对拔牙间隙的临时性修复要求十分迫切，需要解决美观及社会交往的问题。

这种情况可使用临时性的人造牙恢复缺牙间隙。可选用大小合适的预成复合树脂牙片制作临时假牙，再用正畸装置将其固定在正畸弓丝上，随着正畸进行，定期调磨假牙片。其优点是：临时性的人造牙恢复了缺牙间隙，光滑无异物感，使患者的美观与发音少受影响，能够自如地参加各种社交活动；不影响矫治进程；通过观察人造牙邻面调磨的量，可以间接了解间隙的关闭情况；制作简单；费用低廉。但是，它也存在一定的缺点。首先，由于牙齿矫治的过程是一个动态的过程，人造牙的调整要求较为精细且频繁，复诊率较高，要求医生和患者双方都要有较好的耐心。其次，假牙与天然牙之间有一定的间隙，易于积存食物，患者需经常清洗，保持口腔清洁，以免牙齿邻面发生龋坏。这种方法还可用于正畸后的缺牙间隙保持。矫治结束后某些间隙需要保持，也可在活动保持器上的相应位置放置人造牙，起到美观与保持间隙的作用，待保持阶段结束后再行长久性的义齿修复。

九、不希望拔牙后影响工作或社交，怎么办？

有些特殊职业，比如教师和演员，或者对美观有很高要求的患者，拔牙后可戴用即刻义齿。即刻义齿又称预成义齿，是一种在患者口内天然牙尚未拔除前预先做好，当牙齿拔除后立即戴入的假牙。患者在牙齿拔除以后，立即戴上义齿，可保持面部外形、言语和咀嚼功能。由于患者拔牙前尚存留部分天然牙，便于建立与假牙的咬合关系。即刻义齿还能压迫止血、保护伤口、减轻患者疼痛以及促进伤口愈合。此外，还可以减缓牙槽嵴的吸收。因拔牙后立即戴入义齿，恢复了生理性功能刺激，可防止废用性萎缩。但是，即刻义齿也有缺点。由于一次需要拔除多颗牙齿，诊治时间较长，不适合年老体弱及多病者。戴即刻义齿后，需较长时间进行观察和诊治。由于牙槽骨吸收，基托与牙槽嵴之间出现间隙，导致假牙固位力降低、不稳定，义齿需要进行重衬，使其更贴合软组织，或者需要重新制作修复体。戴用即刻义齿后需要注意：戴后 24 小时内最好不摘下义齿，以免影响血凝块形成；由于术后组织肿胀，摘下后再戴会比较困难，如伤口疼痛可服用止痛药或局部冷敷；初戴 24 小时之内进流质或半流质食物，以免刺激伤口，造成疼痛；次日需要复查，让医生了解戴用情况，修改压迫疼痛区和调整咬合；定期进行复查，及时进行重衬和调整咬合。

十、拔牙后间隙为什么会变小？如何预防或治疗？

人类的牙齿容易向近中移动，这是人体的一种自然现象，当邻牙缺失时会变得更加明显。如果还存在咬合干扰，会使缺隙邻近牙在各方向受力不均衡，力量不能顺牙长轴传导。如果长期不修复（智齿除外），旁边的牙齿就会向缺牙间隙倾斜，对𬌗牙也会向缺牙间隙生长，对牙周组织破坏大，导致牙齿周围骨质吸收，牙齿松动。此外，长久缺牙还会导致拔牙间隙区邻牙的邻面紧密接触程度降低，发生食物嵌塞，甚至引起天然牙出现更多的咬合创伤。因此，早期预防拔牙间隙邻牙的移位具有重要的临床意义，能为后期的假牙修复创造更好的条件，也有利于维护牙列的稳定。医生可通过调𬌗的方法，即去除咬合时个别牙齿的干扰，减少朝向缺隙方向的力。此外，也可使用过渡性可摘义齿，发挥间隙维持器的作用，有效维持间隙大小。对于已经发生的缺牙间隙变小，可用局部或全面正畸的方法扩大缺牙间隙，为顺利完成义齿修复提供条件（图 13-5）。

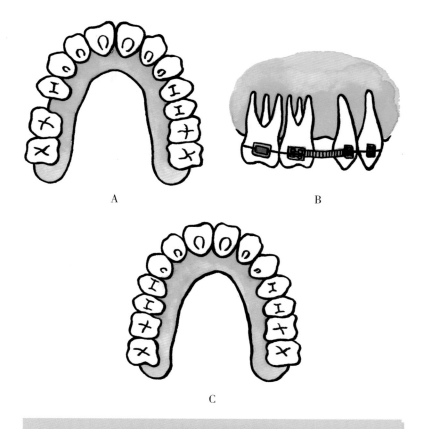

图 13-5 局部正畸扩大缺牙间隙
A. 拔牙后缺牙间隙变小　B. 通过正畸扩大缺牙间隙至正常大小
C. 在缺牙间隙处完成牙种植修复

十一、拔牙后种植牙高度不够怎么办？

　　牙齿有血管、淋巴管供应营养，一生都在缓慢生长。之所以看不到牙齿生长是因为生长速度和日常磨耗速度相差无几，相互抵消了。但是，无对殆牙的牙齿，由于没有磨耗，时间长了自然会伸长下垂，使缺牙部位垂直方向的间隙变小，造成修复义齿困难。这类牙齿的修复，首先需要创造义齿修复的咬合空间。要创造这个间隙，主要依靠缩短对殆牙的牙冠长度才能实现。常用修复截冠法和正畸压入法。修复截冠法由于易碰到牙神经，往往需要先进行根管治疗，才能进行冠修复，以减小临床牙冠的高度，创造咬合间隙。由于这种治疗方法损伤大，更好的选择是正畸压入法，即通过矫治压低伸长的牙齿。近年来，随着正畸支抗钉的广泛使用，使正畸科医生对后牙的压低更为简便。由于支抗钉固定在牙槽骨，是相对不动的，以支抗钉为施力的支持点，将压低的力量传导至支抗钉而达到压低效果，为义齿修复创造了有利的空间条件（图 13-6）。

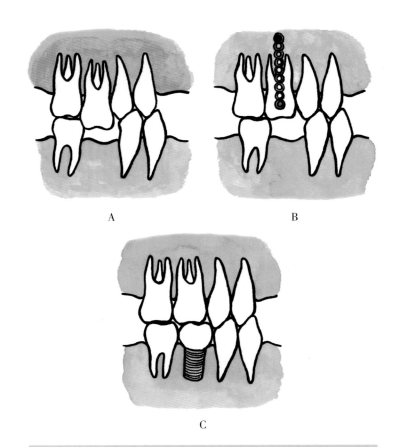

A   B

C

图 13-6　局部正畸压低对𬌗牙
A. 拔牙后对𬌗牙伸长　B. 使用正畸的方法压低对𬌗牙，恢复缺牙间隙的正常空间　C. 在缺牙间隙处完成牙种植修复

十二、智齿还在，但第一磨牙或第二磨牙需要拔除，能利用这颗智齿吗？

第一磨牙患龋率比较高，严重缺损导致其被拔除在临床很常见。因时间和经济原因，以前常利用各种形式的假牙来修复此类患牙。随着科学的发展、人们思想观念的变化，只要条件许可，采用正畸方法关闭磨牙间隙代替修复治疗的效果更佳。下颌第三磨牙（智齿）的保留在第一磨牙缺失进行矫治时非常重要。通过正畸的方法保留阻生的第三磨牙以替代缺失的第一磨牙。但是，应注意患者的第二磨牙、第三磨牙必须是健康的。选择合适的牙齿为加力的支持牙，牵引力不可太大，移动速度不要过快，这些都有助于保持第二磨牙、第三磨牙的近中平移，减少并发症的发生。

类似地，如果第二磨牙由于被智齿严重顶坏或者其他原因无法保留，也可通过智齿前移代替缺失的牙齿（图13-7）。同时，在移动中，也要关注对𬌗牙伸长等干扰因素，必要时行压低治疗。

十三、如何让智齿"变废为宝"？

通常情况下，智齿有症状或对周围组织有影响时可预防性拔除，但有些健康的智齿，不是"废物"而是"宝贝"。如磨牙（特别是下颌磨牙）龋坏严重，无法保留时，可将龋坏牙齿拔除，然后将健康智齿拔除并移植至龋坏的患牙部位，使智齿代替龋坏牙行驶正常功能。对于无法保留的前磨牙、尖牙，也可将智齿移植后，适当修整牙冠，达到既能行驶正常功能，又能恢复牙齿美观的目的。

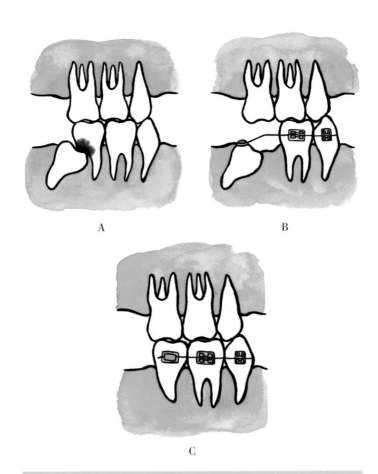

A   B

C

图 13-7　利用局部正畸的方法使智齿前移代替缺失的
第二磨牙，恢复咀嚼功能
A.因智齿引起第二磨牙远中严重龋坏　B.拔除第二磨牙
C.用正畸的方法把智齿移到第二磨牙缺牙间隙

十四、牙齿无保留价值，周围骨量也变少怎么办？

　　这是很常见的情况，尤其在前牙区，残根或牙周炎需要拔除牙根或牙齿，但伴随周围骨量少，如何恢复其美观和功能是目前面临的一大挑战。直接拔牙是最简单的处理方法，但拔牙的地方容易出现牙槽骨萎缩，这将给以后的修复造成很大困难。

残根牙牵引成骨术是使用持续的、较轻的力，将牙根牵引出一定距离，随着牙齿的牵引，牙槽骨骨量随之增加。这好比用注射器抽吸液体，随活塞的移动，注射器内的液体随之增加。虽然最终残根牵引后仍会被拔除，但在牵引过程中增加的牙槽骨是非常珍贵的，这是最符合生理的理想的骨修复方式，无需担心免疫排斥和吸收问题，可使种植牙顺利进行，不用或者少用骨植入替代材料。需要注意的是，牵引的牙齿需要接受完善的根管治疗，治疗前要拍片子检测牙根。要求根尖基本完成发育，不存在弯曲畸形的情况，否则根管治疗难以完成。估计牙根向咬合面方向移动的距离，牵引的距离一般不超过 5mm，每 4 周加力一次，所需的牵引力不需要太大。当然，如果牙根与牙槽骨发生粘连将会阻碍牙齿牵引，反而会引起邻牙向缺隙区倾斜。

牙周炎伴牙龈退缩者，对萎缩的牙龈目前也没有很理想的修复方法。使用正畸牵引法，不仅能有效促进牙槽骨再生，同时还能促进缺损的牙龈软组织再生，利于美观和后续的修复。每次复诊截去牙冠 2mm，以留出牙齿向咬合方向移动的空间。

（杨　驰　邹多宏）